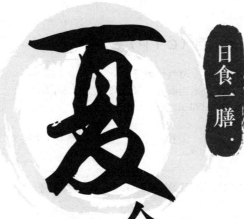

日食一膳·

夏

令节气 顺时养生

甘智荣／主编

江西科学技术出版社

江西·南昌

图书在版编目（CIP）数据

日食一膳. 夏令节气顺时养生 / 甘智荣主编. --
南昌：江西科学技术出版社，2018.7（2024.5重印）
ISBN 978-7-5390-6298-3

Ⅰ. ①日… Ⅱ. ①甘… Ⅲ. ①夏季－养生（中医）
Ⅳ. ①R212

中国版本图书馆CIP数据核字(2018)第077478号

选题序号：ZK2017387
图书代码：D18027-101
责任编辑：张旭 万圣丹

日食一膳．夏令节气顺时养生
RISHI YISHAN XIALING JIEQI SHUNSHI YANGSHENG

甘智荣　主编

摄影摄像	深圳市金版文化发展股份有限公司
选题策划	深圳市金版文化发展股份有限公司
封面设计	深圳市金版文化发展股份有限公司
出　版	江西科学技术出版社
社　址	南昌市蓼洲街2号附1号
	邮编：330009　电话：(0791)86623491　86639342（传真）
发　行	全国新华书店
印　刷	深圳市雅佳图印刷有限公司
开　本	787mm×1092mm　1/16
字　数	160 千字
印　张	10
版　次	2018年7月第1版　2024年5月第2次印刷
书　号	ISBN 978-7-5390-6298-3
定　价	39.80元

赣版权登字：-03-2018-59

前言
Preface

　　一年四季中，每个季节都发生着变化，人的身心也会随着季节的变化而变化。因此，我们不能墨守成规地养生，而应该随着季节的变化，"因季而异"地养生。中医经典《黄帝内经》指出，人体五脏的生理活动只有适应四时阴阳的变化，才能与外界环境保持协调平衡；反之，人体节律就会产生紊乱，随之人体的抗病能力和适应能力也会下降。

　　中医认为"药疗不如食疗，救治于后"，不若摄养于先。食物是健康的根源，与其等邪气入体而生病吃药，不如直接通过食物进行治疗；若等生病后再进行食疗，又不如在生病前就先用食物养生，而养生食物的选择也需要"顺四时"。

　　每个节气的到来都预示着气候的温差变化，同时也暗示着物象的更新交替。春生夏长、秋收冬藏，顺应自然，每个季节都会生长相应的食材。食疗养生就是顺应四时的变化，从药食同源的思想出发，根据四时气候的特点，挑选出不同的食材，娴熟运用各种烹饪技巧，烹调出汤、菜、粥、饭、茶等各式膳食，将食材潜在的营养和食疗功效发挥出来，并与食物的美味结合为一体。

　　膳食的制作搭配，不是简单的食材堆砌，是在了解食材的寒热

温凉基础上，根据人体体质的寒热虚实，来制作合理的膳食，调节人体的机能，使五脏六腑保持协调，维持和谐的健康状态，从而达到强健体质、增强免疫力、不受疾病侵扰的目的。

《日食一膳》中医食疗系列书以传统文化中的二十四节气为主线，根据每个节气的特点，详细讲解应季的养生饮食，图文并茂，形象直观，便于读者阅读使用。本丛书介绍了四百余种膳食，有菜、汤、粥、饭、茶等，形式丰富，每道膳食都有食材、做法的介绍，并配有详细的养生分析，为您讲述每道膳食具有的营养价值和食疗功效。在以食疗为目的的基础上，将美食的色、香、味、形融入烹饪中，在养身的同时也能获得愉悦的心体验。

本系列书内容丰富，图片精美，十分适合对美食和养生感兴趣的读者参阅。在编著过程中，编者将节气美食与养生理念有机融合，力求做到文字通俗易懂，体例新颖别致，既注重知识性，更注重实用性。希望本书能让读者养成良好的饮食健康习惯，吃出一个好身体，达到益寿延年的目的。

目录
Contents

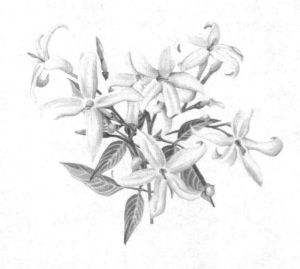

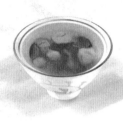

大暑——益气养阴，防暑不松懈

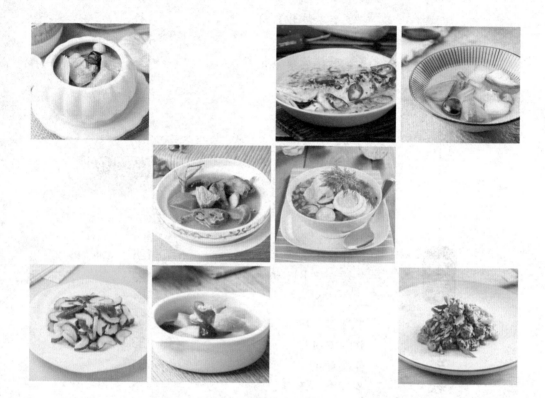

立夏

——春过夏来，养心护阳

「立夏」为夏季的第一个节气，预示着春过夏来，结束温暖的春季，开始炎热的夏季，万物至此开始长大。传统中医认为，立夏时节，春夏之交，应养阳气，即『春夏养阳』。养阳重在养心，养心可多喝牛奶，多吃豆制品、鸡肉、瘦肉等，既能补充营养，又起到强心的作用。穿衣宜『下厚上薄』，宽松而温暖，不宜过早穿着短裤，护阳以求升发。随气温慢慢升高，饮食可以清淡为主，配有辛散之品，散发体内的湿气。同时也应做好精神养生，保持心情舒畅、笑口常开。

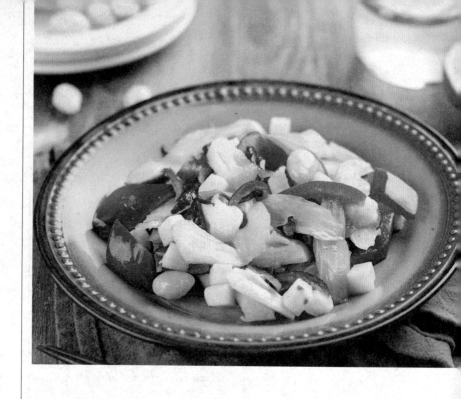

缤纷开胃小炒

功效：健胃消食，清热生津

烹饪方法：炒

分量：2人份

厨具：炒锅

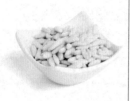

材料：

西芹100克，红、绿椒各1个，菠萝半个，马蹄5个，红枣5个，白果10~15粒，盐、花生油各适量

做法：

✚ 马蹄去皮切粒，西芹切片，红绿椒、菠萝切块，白果焯水去皮，红枣去核切丝。

✚ 热油起锅，把食材放进锅内炒香，熟后调味即可。

养生分析：

马蹄能润肺化痰、润肠通便、清热生津。西芹辛香，能清热舒肝，助消化。红绿椒口味清甜，能促进食欲。菠萝具有健胃消食、补脾止泻、清胃解渴的功效。白果味甘、性温，能温肺益气、止喘纳气。红枣益气养血。这道菜色彩缤纷，清爽可口，不油腻，易于消化吸收。

食悟笔记：

生白果内含有毒素，经过高温加热后毒素才会被破坏，所以白果需煮熟才能食用。

「银鳕鱼清汤」

厨具：锅

烹饪方法：煮

分量：1~2人份

功效：补血止血，补充营养

材料：银鳕鱼200克，土豆、黄瓜各80克，樱桃萝卜50克，西芹30克，熟鸡蛋1个，鱼骨高汤500毫升，葱花、新鲜莳萝草各少许，酱油3毫升，盐、橄榄油各适量

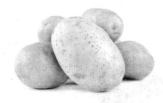

做法：

✢ 银鳕鱼洗净斩大块；土豆去皮，洗净切丁；黄瓜洗净切块；樱桃萝卜洗净切片；西芹、莳萝草均洗净切碎；熟鸡蛋去壳切片。

✢ 将鱼骨高汤倒入汤锅中煮沸，倒入银鳕鱼、土豆丁、黄瓜块、樱桃萝卜片，淋入橄榄油，小火煮10分钟。

✢ 加入酱油、盐，拌匀调味，续煮2分钟至入味后，放入西芹碎和葱花拌匀，盛出装碗，放上熟鸡蛋片、莳萝草碎即可。

养生分析：

银鳕鱼肉营养价值很高，含有幼儿发育所必需的各种氨基酸，极易消化吸收，具有补血止血、降血压、降血脂等功效。这道汤清淡美味，在夏季食用，既补充了营养，又清爽不腻。

食悟笔记：

注意一定要将鱼的内脏清洗干净。

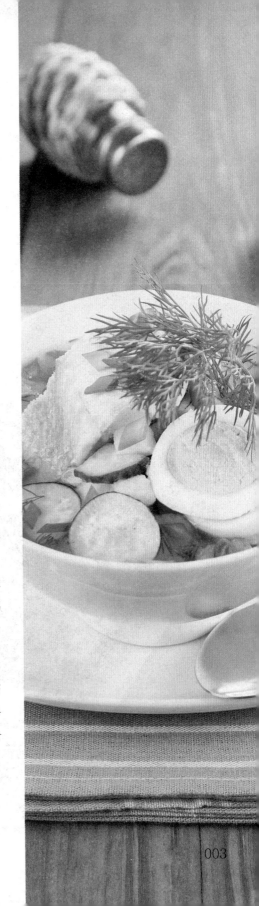

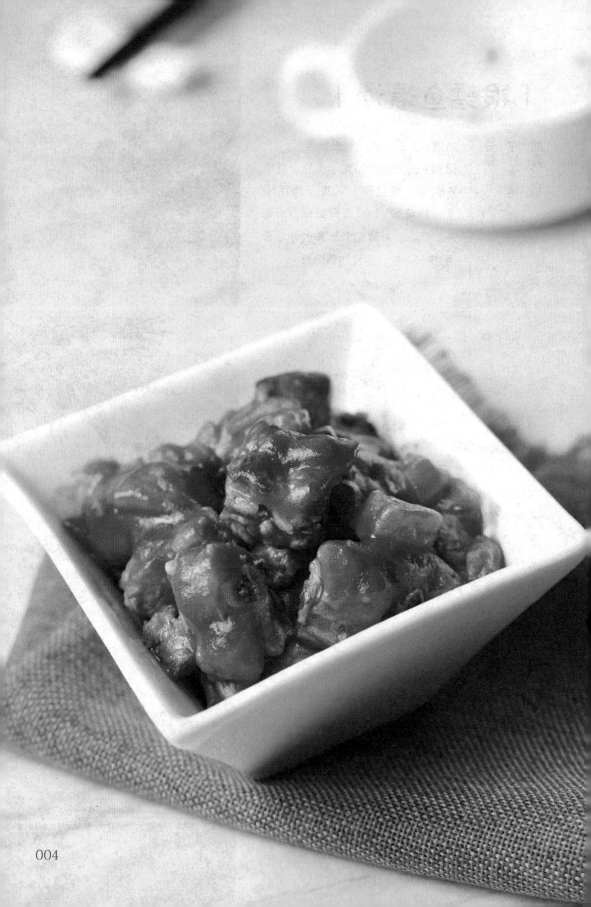

酸甜西红柿焖排骨

分量： 1~2人份

烹饪方法： 炒、煮

厨具： 炒锅、汤锅

功效： 健胃消食，增进食欲

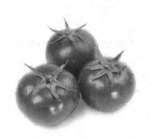
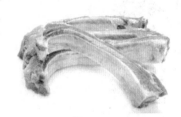

材料：

排骨段350克，西红柿120克，蒜末、葱花各少许，生抽4毫升，盐、鸡粉各2克，料酒、番茄酱各少许，红糖、水淀粉、食用油各适量

做法：

✤ 锅中注水烧开，放入西红柿拌匀，煮至表皮裂开，捞出西红柿，放凉待用。

✤ 剥去放凉的西红柿表皮，对半切开，改切成小块。

✤ 另起锅，注入适量清水烧开，倒入洗净的排骨段拌匀，煮约1分30秒，汆去血水，撇去浮沫，捞出，沥干水分。

✤ 用油起锅，倒入蒜末、葱花爆香，放入排骨段，炒干水汽，淋入少许料酒，炒匀。

✤ 加入生抽，炒香，注入少许清水，加入盐、鸡粉、红糖，拌匀调味。

✤ 放入西红柿，加入番茄酱，炒匀炒香，盖上锅盖，用小火焖煮约4分钟至熟。

✤ 揭开锅盖，转大火收汁，倒入适量水淀粉，拌煮约半分钟，盛出即可。

养生分析：

西红柿可生津止渴、健胃消食，还具有清热解毒、凉血平肝、增进食欲等功效，可缓解夏季口渴、食欲不振等症状。

食悟笔记：

如果排骨是冰冻的话，焯水时建议加入料酒和姜片，这样可以去除异味。

「西芹丝瓜胡萝卜汤」

厨具：炒锅

烹饪方法：煮

分量：1～2人份

功效：养颜美容、通经活血

材料：

丝瓜75克，西芹50克，胡萝卜65克，瘦肉45克，冬瓜120克，水发香菇55克，姜片少许，盐2克，鸡粉2克，胡椒粉少许，芝麻油、料酒各适量

做法：

✤ 冬瓜、丝瓜切块；胡萝卜切小块；西芹切段；瘦肉洗净切丁；香菇洗净切小块。锅中注水烧开，倒入瘦肉丁、料酒，汆去血渍捞出。

✤ 锅中注水烧开，倒入所有原料，用大火煮至食材断生，转中火煮至食材熟透，调入盐、鸡粉、胡椒粉、芝麻油，略煮，盛出即成。

养生分析：

　　西芹能解毒宣肺、清肠利便，丝瓜有清热解毒、通经活血、美容养颜的功效，搭配明目通便的胡萝卜，特别适合夏季口干口渴、大便不通的人群食用。

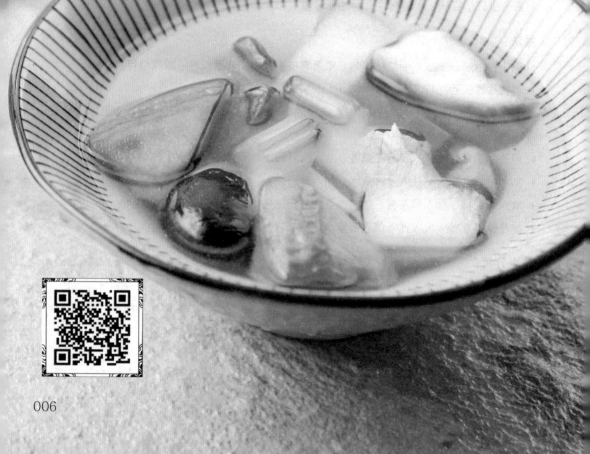

「百合虾米炒蚕豆」

厨具：炒锅

烹饪方法：炒

分量：1~2人份

功效：益气健脾，增强免疫力

材料：蚕豆100克，鲜百合50克，虾米20克，盐3克，鸡粉2克，水淀粉4毫升，食用油适量

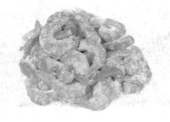

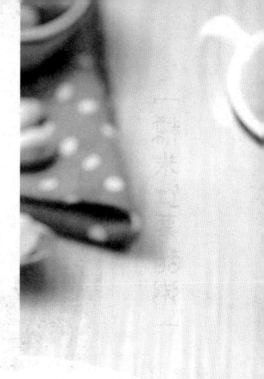

做法：

✤ 锅中注入适量清水烧开，放入1克盐，淋入适量食用油，倒入洗好的蚕豆，煮半分钟。

✤ 加入洗净的鲜百合，再煮片刻至其断生，将焯好的蚕豆、百合捞出，沥干水分，装入盘中，备用。

✤ 用油起锅，倒入虾米，爆香，放入焯过水的百合和蚕豆，翻炒均匀。

✤ 加入2克盐、鸡粉，炒匀调味。

✤ 倒入水淀粉，快速翻炒均匀，至食材入味，关火后盛出炒好的食材，装入盘中即可。

养生分析：

　　蚕豆是一种季节性很强的时令蔬菜，含蛋白质、糖类、粗纤维等物质，可以益气健脾、利湿消肿，还具有增强免疫力等功效。

食悟笔记：

　　蚕豆不易熟透，焯水的时间可以适当长一些。

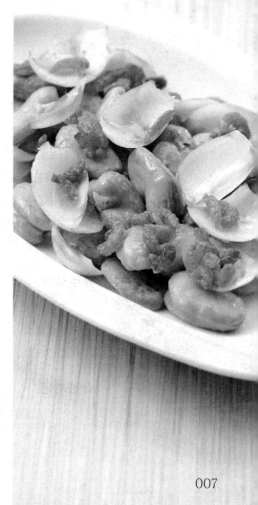

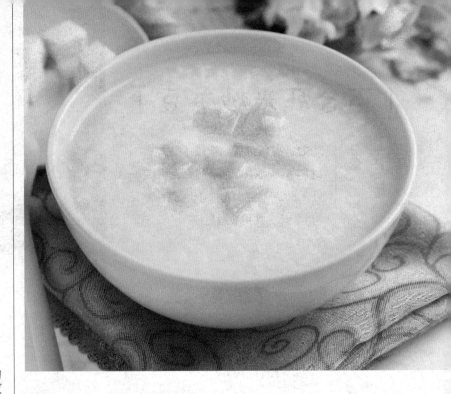

糯米红薯甜粥

功效：美味滋补，健脾开胃

分量：1~2人份

烹饪方法：煮

厨具：砂锅

材料：

红薯80克，水发糯米150克，白糖适量

做法：

✛ 洗净去皮的红薯切丁。

✛ 砂锅中注水烧开，加入备好的糯米、红薯丁，搅拌一会儿煮至沸。

✛ 盖上锅盖，用小火煮40分钟至全部食材熟软。

✛ 掀开锅盖，加入少许白糖。

✛ 搅拌片刻至白糖溶化，使食材更入味。

✛ 关火，将煮好的粥盛出装入碗中即可。

养生分析：

中医认为，糯米能温暖脾胃、补益中气，对脾胃虚寒、食欲不佳、腹胀腹泻有一定的改善作用。红薯能健脾开胃，强肾阴。这道粥具有滋补功效，适合初夏食用。

食悟笔记：

红薯可以切得小点，会煮得更软烂。

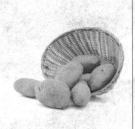

「酸汤鲈鱼」

厨具：炒锅

烹饪方法：煎、煮

分量：1~2人份

功效：健脾益气、化痰止咳

材料：鲈鱼500克，酸菜200克，姜片25克，红椒圈少许，盐6克，料酒、醋、白糖、鸡粉、胡椒粉、食用油各适量

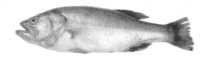

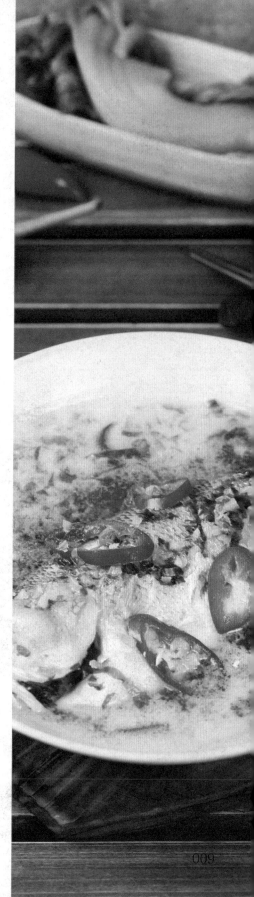

做法：

✛ 把洗净的酸菜切碎。

✛ 鲈鱼处理干净，撒上盐，涂抹均匀，腌渍约10分钟至入味。

✛ 锅中注油烧热，放入姜片爆香，放入鲈鱼，用小火煎约1分钟。

✛ 淋入料酒，注入适量清水，加入盐调味。

✛ 盖上锅盖，煮约5分钟至汤汁呈奶白色，倒入酸菜和红椒圈。

✛ 拌煮约2分钟至沸腾，加醋、盐、白糖、鸡粉、胡椒粉调味。

✛ 用汤勺撇掉浮沫，出锅即可。

养生分析：

　　鲈鱼富含蛋白质、维生素A、B族维生素、钙、镁、锌、硒等营养元素，有补肝肾、益脾胃、化痰止咳之效，能够健身补血、健脾益气，是滋补的佳品，很适合补养身体。

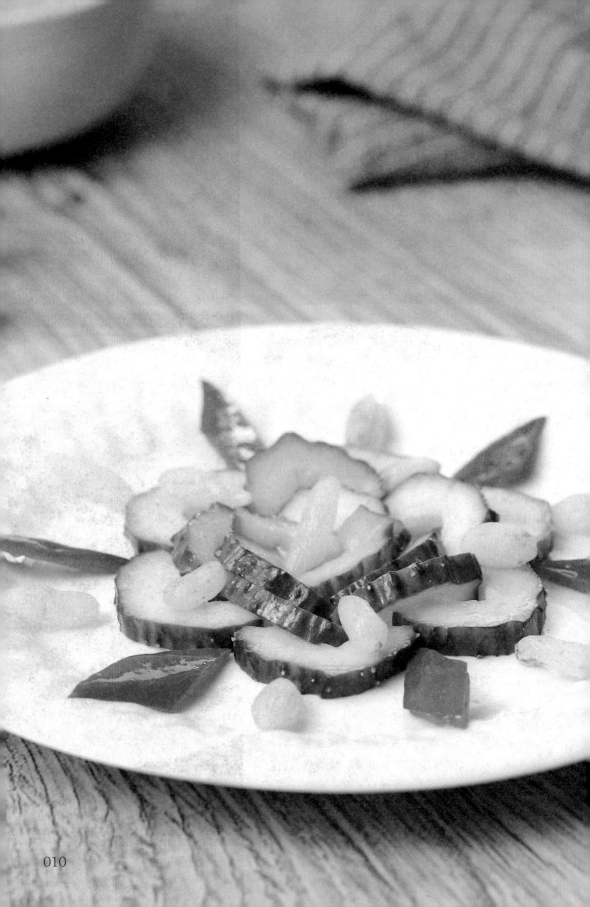

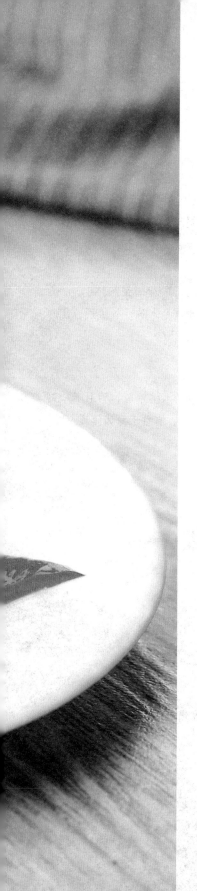

「麦冬烧黄瓜」

分量： 1~2人份

烹饪方法： 炒

厨具： 炒锅

功效： 清热解毒，降脂减肥

材料： 黄瓜 150 克，红椒块 10 克，麦冬、姜片、葱段各少许，白糖 3 克，盐、鸡粉各 2 克，水淀粉、食用油各适量

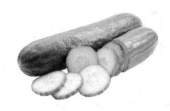

做法：

✦ 洗好的黄瓜切开，去瓤，再切片，备用。

✦ 用油起锅，倒入姜片、葱段、麦冬。

✦ 放入黄瓜片、备好的红椒块，翻炒匀。

✦ 加入盐、白糖、鸡粉、水淀粉，炒至食材入味。

✦ 关火后盛出菜肴即可。

养生分析：

　　黄瓜细嫩润肤，味道鲜美，是夏季的主要瓜菜之一，具有清热、利尿、除湿、滑肠、降脂、减肥等功效，再搭配有润肺清心、泻热生津、化痰止呕等功效的麦冬，清爽美味，清热解毒，很适合夏季食用。

小贴士：

　　黄瓜也可以用丝瓜或南瓜代替，口感也很好。

赤小豆葛根老黄瓜汤

功效： 利水消肿，养心功效好

厨具： 砂锅

烹饪方法： 煲

分量： 1~2人份

材料：

老黄瓜175克，排骨块150克，去皮葛根75克，蜜枣45克，水发赤小豆85克，盐2克

做法：

✤ 将材料清洗干净，葛根切片，老黄瓜去内瓤切成段。

✤ 锅中注水烧开，倒入洗净的排骨块，汆片刻，捞出。

✤ 砂锅中注水烧开，倒入排骨块、赤小豆、葛根片、蜜枣、老黄瓜，拌匀。

✤ 盖上锅盖，大火煮开后转小火煮2小时至熟。

✤ 揭开锅盖，加入盐，稍稍搅拌至入味，关火后盛出煮好的汤，装入碗中即可。

养生分析：

　　夏季重养心，赤小豆不仅利水消水肿，而且养心的功效很好。夏季饮食添些赤小豆，有益于身体健康。

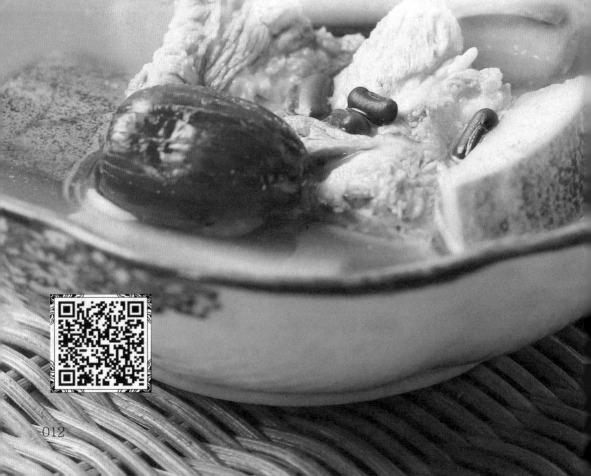

「牛奶粥」

厨具：砂锅

烹饪方法：煮

分量：1～2人份

功效：补充钙质，提高睡眠质量

材料：牛奶400毫升，水发大米250克

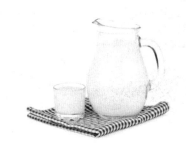

做法：

✤ 砂锅中注入适量的清水，大火烧热。

✤ 倒入牛奶、洗净的大米，搅拌均匀。

✤ 盖上锅盖，大火烧开后转小火约煮30分钟至大米熟软。

✤ 掀开锅盖，持续搅拌片刻。

✤ 将粥盛出，装入碗中即可。

养生分析：

牛奶富含多种矿物质，能补充钙质、增强免疫力，而且含有一种使人产生困倦感觉的物质——色氨酸，可以起到使人安眠的效果。这碗粥非常适合夏季休息不当、睡眠质量不好的人食用。

食悟笔记：

也可以将粥煮好后再倒入牛奶，这样奶香味也很浓。

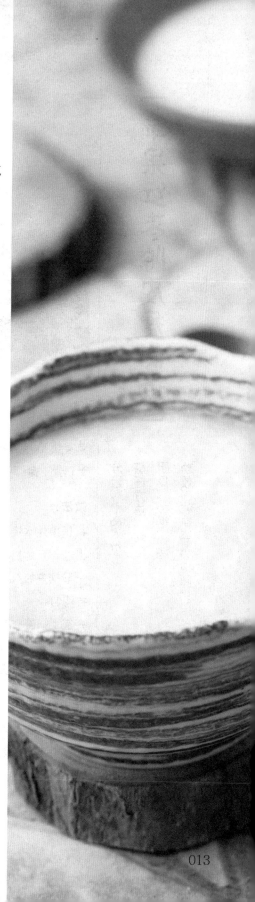

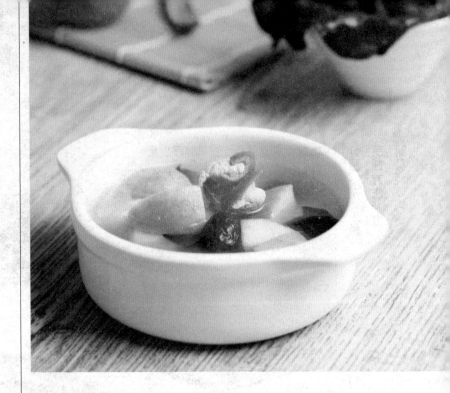

苹果红枣陈皮瘦肉汤

分量：：1~2人份

烹饪方法：：炖

厨具：：砂锅

功效：：补血益气，健脾化湿

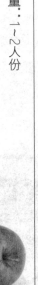

材料：

苹果块200克，瘦肉120克，水发木耳100克，红枣15克，陈皮5克，高汤适量，盐2克

做法：

✛ 锅中注水烧开，倒入洗净切好的瘦肉，煮约2分钟，汆去血水，捞出过一下冷水。

✛ 砂锅中加入高汤烧开，倒入瘦肉、红枣、陈皮、木耳、苹果块，搅拌均匀。

✛ 盖上锅盖，用大火烧开后转小火炖2小时至食材熟透。

✛ 揭开锅盖，加入盐，拌匀调味。

✛ 盛出煮好的汤料，装碗即可。

养生分析：

　　红枣能滋阴补阳、补血益气，苹果能够补充维生素，陈皮能够理气健脾、燥湿化痰，水发木耳能够止血止痛、补血活血，这道汤材料丰富，是补血益气的佳品。

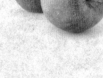

「麦仁小牛肉」

厨具：炒锅

烹饪方法：炒、焯

分量：1~2人份

功效：健脾养胃，益气补血

材料：小麦仁200克，牛肉100克，鸡蛋、青椒、红椒、葱、姜各适量，盐、糖、淀粉、辣酱、酱油、花生油各适量

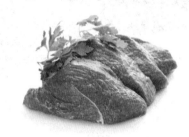

做法：

✦ 将牛肉洗净，切成粒，加酱油、糖、鸡蛋液、淀粉上浆。

✦ 炒锅注花生油烧至七成熟，下入牛肉粒滑熟，捞出沥油。

✦ 青椒、红椒切粒，葱、姜切片，小麦仁下入开水锅中焯过，捞出沥干。

✦ 炒锅注花生油烧热，下葱片、姜片、辣酱煸香，添入适量水，撒入盐。

✦ 放入青椒粒、红椒粒、牛肉粒、小麦仁粒，翻炒片刻出锅即可。

养生分析：

　　牛肉含有蛋白质、牛磺酸、B族维生素、磷、钙等营养成分，具有增强免疫力、健脾养胃、益气补血等功效。麦仁不含胆固醇，富含纤维，对骨折、骨质疏松有很好的食疗作用。

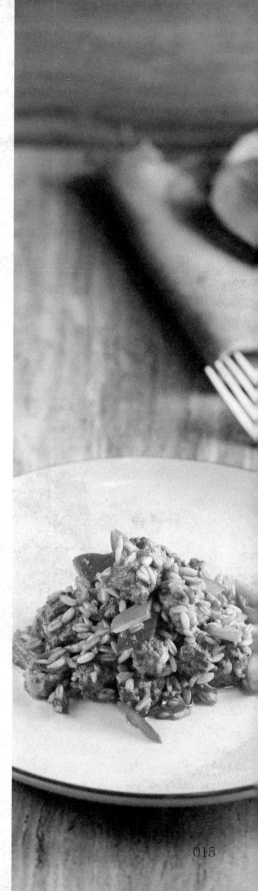

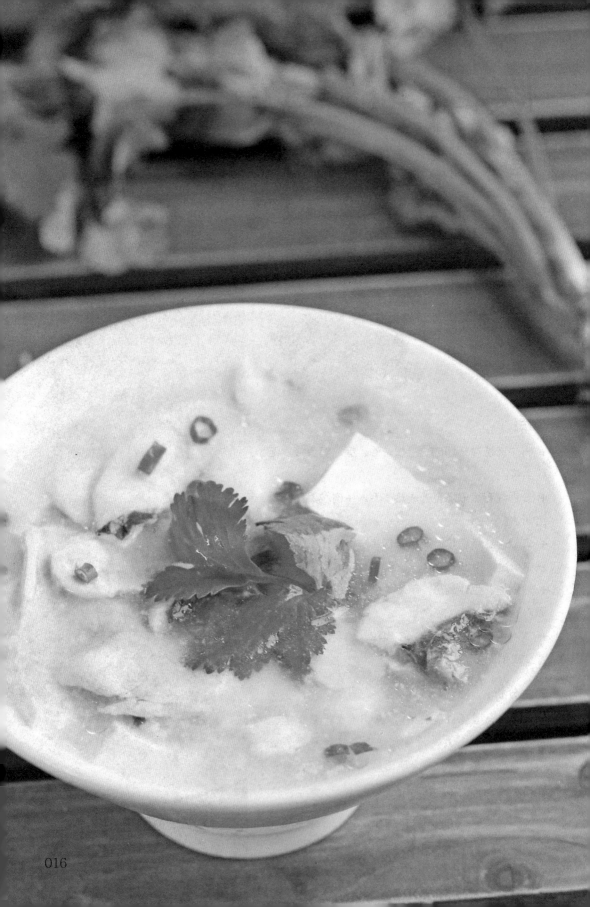

鱼片豆腐汤

分量： 1~2人份

烹饪方法： 煮

厨具： 炒锅

功效： 开胃滋补，清热润燥

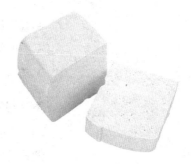

材料：

净草鱼400克，豆腐300克，葱花、姜片、香菜段、淡奶各适量，盐、味精、鸡粉、胡椒粉、水淀粉、食用油各适量

做法：

✛ 把洗净的豆腐切小方块；草鱼处理干净，把肉切成薄片，放入碗中。

✛ 加盐、味精，淋入水淀粉抓匀，腌渍片刻至入味。

✛ 锅中注水烧开，放入豆腐，倒少许食用油，放入姜片。

✛ 加盐、鸡粉调味，倒入适量的淡奶拌匀。

✛ 放入鱼肉片，拌煮至熟，撒入胡椒粉拌匀。

✛ 关火后将材料盛入碗中，撒上香菜段、葱花即成。

养生分析：

　　草鱼含有丰富的硒元素，经常食用有抗衰老、养颜的功效。草鱼肉嫩而不腻，对身体瘦弱、食欲不振的人来说，可以起到开胃、滋补的作用。豆腐可补中益气、清热润燥、生津止渴、清洁肠胃，两者搭配很适合夏季食用。

食悟笔记：

　　豆腐放入冷水浸泡一会，再切成小块，切的时候就不容易破碎了。

陈皮大米粥

功效：开胃消食，清热化痰

厨具：砂锅

烹饪方法：煮

分量：1~2人份

材料：

水发大米120克，陈皮5克

做法：

✤ 砂锅中注入适量清水，用大火烧热。

✤ 放入备好的陈皮，搅拌均匀，倒入洗好的大米，搅拌均匀。

✤ 盖上锅盖，烧开后用小火煮约30分钟至大米熟软。

✤ 揭开锅盖，持续搅拌一会儿。

✤ 关火后盛出煮好的粥，装入碗中即可。

养生分析：

　　陈皮含有陈皮素、橙皮苷、挥发油等成分，具有理气降逆、开胃消食、清热化痰等功效。

「玉竹花胶煲鸡汤」

厨具：砂锅

烹饪方法：煮

分量：1～2人份

功效： 健脾和胃，补虚益精

材料： 鸡肉块200克，花胶15克，玉竹10克，怀山药15克，枸杞15克，莲子、红枣各25克，盐2克

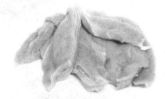

做法：

✛ 花胶冷水泡发12小时；莲子冷水泡发2小时；枸杞冷水泡发10分钟。

✛ 红枣去核，怀山药切片，处理好的红枣、玉竹、怀山药片放入冷水中泡发10分钟。

✛ 锅中注水，放入鸡肉块，烧沸，余5分钟去除血沫，捞出，沥干水分，装入盘中。

✛ 砂锅中注水1000毫升，倒入鸡肉块、红枣、玉竹、怀山药、花胶、莲子，搅匀。

✛ 大火煮开转小火煮110分钟，放入枸杞，续煮10分钟至枸杞熟。

✛ 加盐搅至入味，盛出煮好的汤，装入碗中即可。

养生分析：

　　花胶搭配健脾益肾的怀山药、补虚益精的枸杞，佐以养心安神的莲子、健脾和胃的红枣，非常适合脾虚、肾虚及失眠者食用。

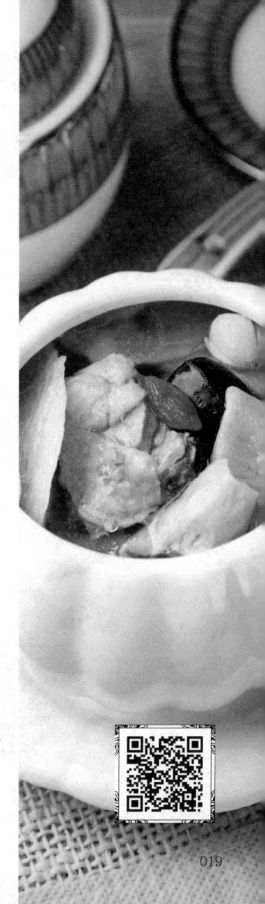

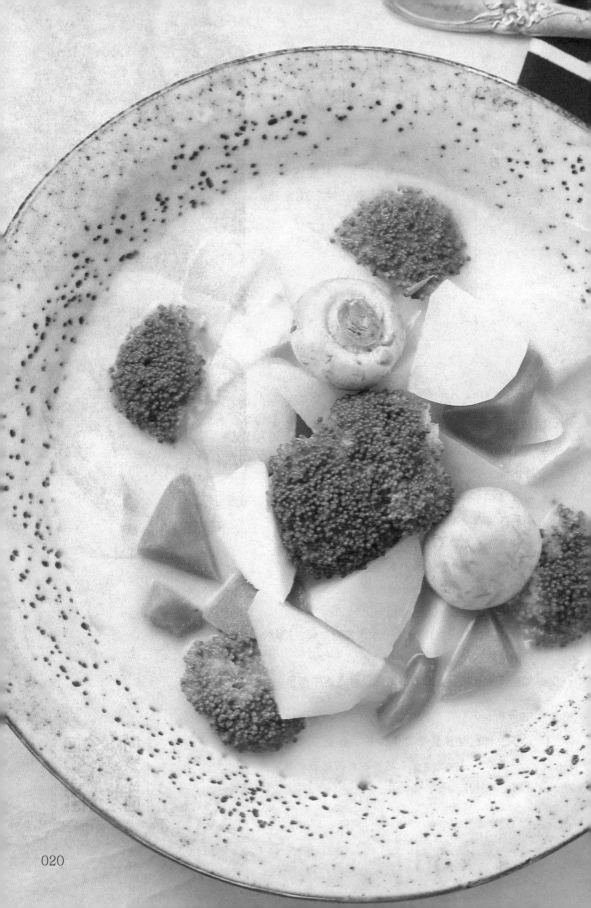

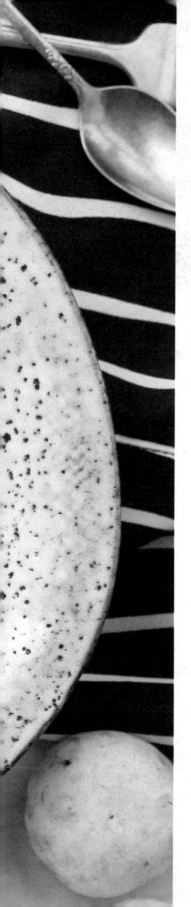

「奶油炖菜」

分量： 1~2人份
烹饪方法： 炖
厨具： 炒锅
功效： 祛痰消食，增强免疫力

材料： 去皮胡萝卜80克，春笋100克，口蘑50克，去皮土豆150克，西蓝花100克，奶油、黄油各5克，面粉35克，黑胡椒粉1克，料酒5毫升，盐1克

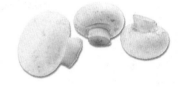

做法：

✦ 洗净的口蘑去柄；洗好的胡萝卜切滚刀块；洗净的春笋切滚刀块；洗好的土豆切滚刀块；洗好的西蓝花切小朵。

✦ 锅中注水烧开，倒入春笋块、料酒，拌匀，焯煮约20分钟至去除其苦涩味，捞出。

✦ 另起锅，倒入黄油，拌匀至溶化，加入面粉，拌匀，注入800毫升左右的清水，烧热，倒入春笋块、胡萝卜块、口蘑、土豆块，拌匀，用中火炖约15分钟至食材熟透。

✦ 放入西蓝花朵，加入盐、奶油，充分拌匀，加入黑胡椒粉，拌匀后盛出煮好的炖菜，装盘即可。

养生分析：

　　西蓝花具有保护心血管、提高人体防癌功能、降低血脂等功效。胡萝卜可以祛痰消食，益肝明目，增强免疫力。通过炖的方式可以最大限度地保留各个食材的营养，口味清新，美味十足。

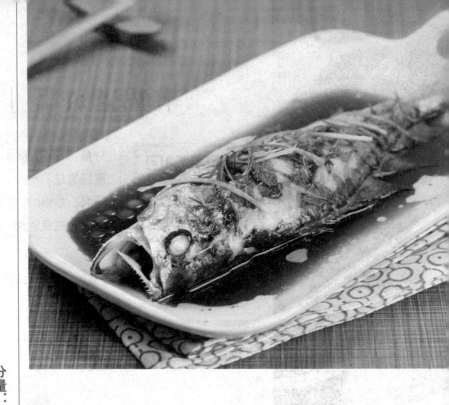

葱油蒸黄鱼

分量：1～2人份

烹饪方法：蒸

厨具：电蒸锅

功效：强身健体，补充蛋白质

材料：

黄鱼420克，姜片少许，葱丝20克，盐3克，料酒、生抽各10毫升，食用油适量

做法：

✤ 将处理好的黄鱼两面打上一字花刀，撒上盐、料酒，抹匀，腌渍10分钟。

✤ 准备一双筷子放于盘底撑住黄鱼，待用。

✤ 电蒸锅注入适量清水烧开，放上黄鱼，再往鱼身上撒上姜片，盖上锅盖蒸12分钟。

✤ 揭开锅盖，取出蒸好的黄鱼，取下筷子，在鱼身上铺上一层葱丝，待用。热锅注油，烧至六成热，关火后，将烧好的油盛出，浇在葱丝上，再往鱼两边淋上生抽即可。

养生分析：

黄鱼含有丰富的蛋白质、微量元素和维生素，对体质虚弱和中老年人来说，有很好的食疗效果。中医认为，黄鱼有健脾开胃、安神止痢、益气填精、增强免疫力之功效，对贫血、失眠、头晕、食欲不振及妇女产后体虚有良好疗效。

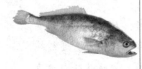

「香菇炒饭」

厨具：炒锅

烹饪方法：炒

分量：1~2人份

功效：开胃消食，增强免疫力

材料：米饭220克，香菇70克，红椒丁40克，葱段、葱花各少许，生抽、料酒各5毫升，盐、鸡粉各2克，食用油适量

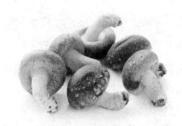

做法：

✤ 洗净的香菇去柄，切厚片。

✤ 热锅注油烧热，下葱段爆香，倒入香菇，翻炒至变软。

✤ 淋入料酒，倒入米饭，翻炒松散。

✤ 加入生抽、盐、鸡粉，倒入红椒丁，翻炒片刻。

✤ 倒入葱花，翻炒出葱香味，盛出装入盘中即可。

养生分析：

香菇含有粗脂肪、矿物质、氨基酸、维生素等成分，具有增强免疫力、开胃消食、加速代谢等功效。搭配上各种调料，香味十足，整个膳食颜色好看，营养丰富，色香味俱全，特别适合素食爱好者及挑食的儿童食用。

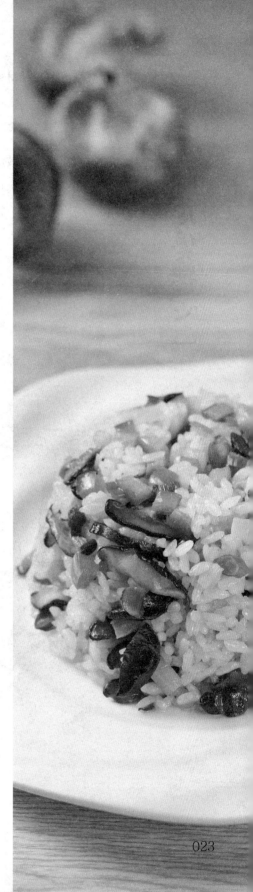

「参芪陈皮煲猪心」

功效：燥湿健脾，养心安神

厨具：砂锅

烹饪方法：煮

分量：1~2人份

材料：

猪心400克，瘦肉150克，胡萝卜200克，党参20克，黄芪15克，陈皮少许，盐3克

做法：

✦ 将原料洗净；胡萝卜去皮，切块；瘦肉、猪心切块。

✦ 锅中注水烧开，倒入猪心块，搅匀汆去血水杂质，捞出沥干。再倒入瘦肉块，搅匀汆去除血水杂质，捞出。

✦ 砂锅中注水，大火烧热，倒入猪心块、瘦肉块、胡萝卜块、党参、陈皮、黄芪，搅拌片刻。

✦ 盖上锅盖，烧开后转小火煮2个小时至药性析出。

✦ 掀盖，加盐，搅匀调味，盛入碗中即可。

养生分析：

党参、黄芪能燥湿健脾、清热解毒，陈皮能理气健脾，猪心能增强免疫力、强壮心肌，这道汤有很好的滋补作用。

「鲜香菇烩丝瓜」

厨具：炒锅

烹饪方法：炒

分量：1~2人份

功效： 清热解毒，控制血糖

材料： 丝瓜250克，香菇15克，姜末少许，盐1克，水淀粉、芝麻油各5毫升，食用油适量

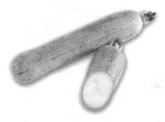

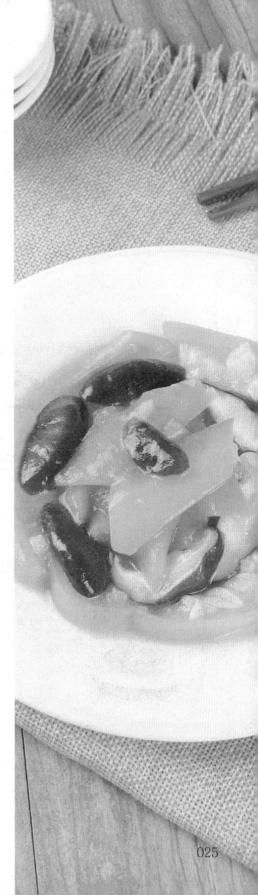

做法：

✢ 洗净去皮的丝瓜切片；洗好的香菇去柄，切片。

✢ 沸水锅中倒入香菇片、丝瓜片，汆烫约1分钟，捞出。

✢ 用油起锅，放入姜末爆香，倒入香菇片和丝瓜片翻炒数下，注入清水至没过锅底，加盐调味，用水淀粉勾芡，淋入芝麻油提香即可。

养生分析：

丝瓜能清热祛火、润肤美白，香菇含有多种氨基酸，可提高人体抗病能力，并且两种食材的糖分都低，可作为控制血糖的养生菜，很适合夏季食用。

食悟笔记：

出锅前可放入少许葱花炒匀，味道会更香。

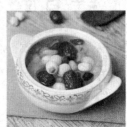

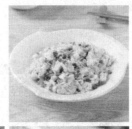

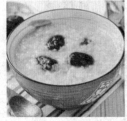

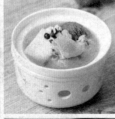

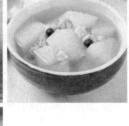

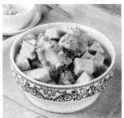

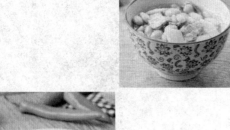

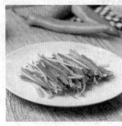

小满

——万物生长，未病先防

『小满』为夏季的第二个节气，寓意着万物至此籽粒开始灌浆饱满，但还未成熟，万物繁茂，生长旺盛，雨水增多，气候潮湿闷热。疾病容易出现，要有『未病先防』的养生意识，增强人体的免疫力，可多食些具有滋补作用的饮品。饮食要以个人体质为主：体质偏寒湿的人，应食健脾、养胃、祛湿的食物；体质偏于湿热的人，应以清热祛湿为主；体质平和的人，清淡饮食即可。

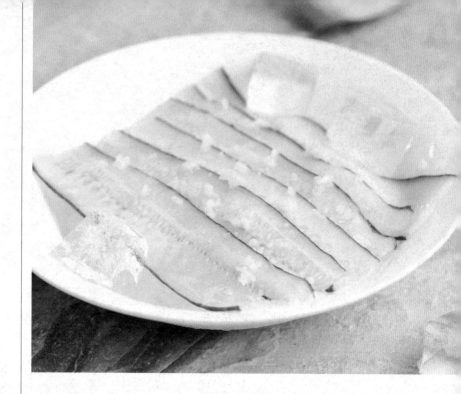

清凉姜汁黄瓜片

分量： 2人份

烹饪方法： 凉拌

厨具： 果盘

功效： 瘦身排毒，利水消肿

材料：

黄瓜160克，姜末少许，冰块适量

做法：

✦ 将洗净的黄瓜切薄片，备用。

✦ 把切好的黄瓜片装入盘中，撒上备好的姜末。

✦ 搅拌匀，腌渍一会儿，至其变软，待用。

✦ 取一果盘，装入备好的冰块。

✦ 放入腌渍好的黄瓜片，摆好盘即成。

养生分析：

　　黄瓜性凉，具有利水消肿、清热解毒的功效，不适于有胃寒、脾胃虚弱者食用，然而搭配性温、驱寒的姜汁，则能减弱寒凉，增添些许辛辣味，扩大可食用人群。

食悟笔记：

　　食用时可浇上少许蒸鱼豉油，这样菜肴的味道会更鲜美。

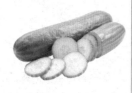

「松子煎牛排」

厨具：煎锅

烹饪方法：腌、煎

分量：1~2人份

功效：营养美味，补血健脾

材料：牛里脊肉300克，松子仁25克，蒜末8克，盐3克，白糖2克，酱油5毫升，胡椒粉3克，清酒2毫升，橄榄油20毫升

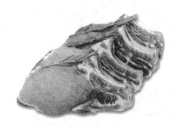

做法：

✤ 将牛里脊肉切成均匀的2大块，放凉水中浸泡。

✤ 捞出牛肉块沥干，打上网格花刀。松子仁切碎，备用。

✤ 将牛肉块放入碗中，调入少许酱油、盐、白糖、清酒，搅拌均匀。

✤ 再放入胡椒粉、蒜末、橄榄油，腌渍入味。

✤ 煎锅中注油烧热，放入牛肉块煎片刻。

✤ 翻面，继续煎一会儿至牛肉呈微黄色，取出，撒上切碎的松子仁即可。

养生分析：

松子能健身心、滋润皮肤、延年益寿，牛肉营养丰富，能补气血、健脾胃。这道菜营养美味，可口开胃。

食悟笔记：

在煎牛排之前腌牛肉最好腌久一些，让调料充分入味，这样肉质会更加柔嫩。

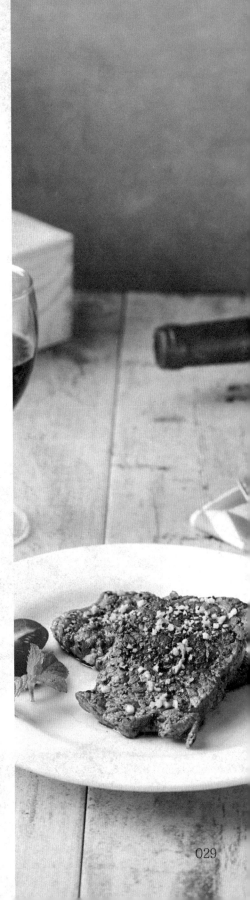

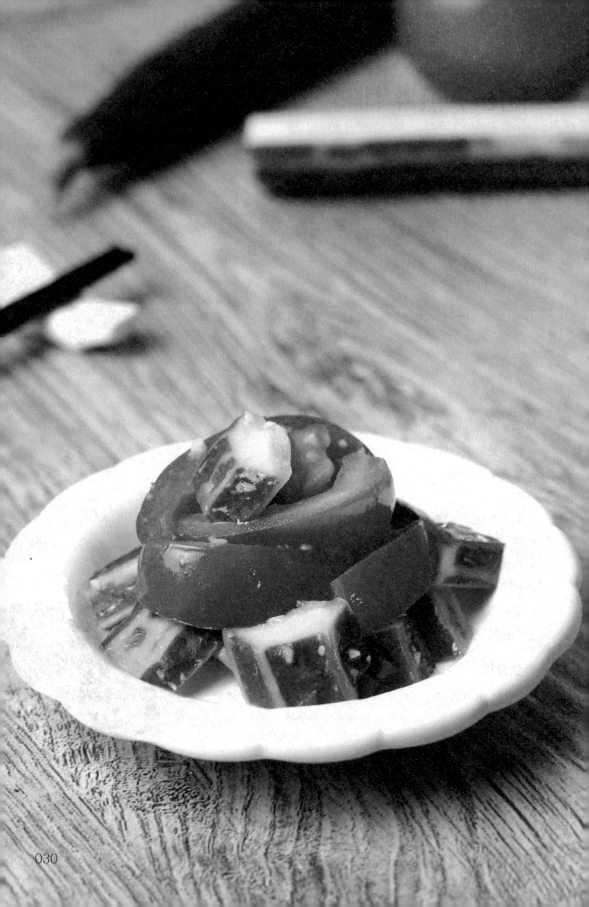

西红柿炒丝瓜

分量： 1~2人份

烹饪方法： 炒

厨具： 炒锅

功效： 控制血糖，补充水分

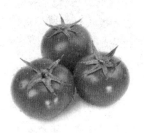 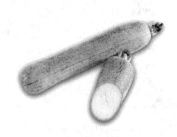

材料：

西红柿170克，丝瓜120克，姜片、蒜末、葱段各少许，盐、鸡粉各2克，水淀粉3毫升，食用油适量

做法：

+ 洗净的丝瓜、西红柿分别切成小块。

+ 用油起锅，放入姜片、蒜末、葱段爆香，倒入丝瓜炒均匀，再放入西红柿翻炒均匀。

+ 加入盐、鸡粉炒匀，倒入水淀粉快速翻炒匀，盛出装盘即可。

养生分析：

　　丝瓜的热量较低，其所含的木聚糖能结合大量水分，可延长食物在肠道停留的时间，延缓餐后血糖值升高的速度，有利于控制餐后血糖值，适合糖尿病患者食用。搭配具有养颜美容、健胃消食功效的西红柿，可补充水分和维生素，清热美味，适合夏季食用。

食悟笔记：

　　烹饪丝瓜时，滴入少许白醋，可以保持其鲜绿的色泽。

「西红柿炒西葫芦」

功效：解烦止渴，促进消化

厨具：炒锅

烹饪方法：炒

分量：1~2人份

材料：

西葫芦250克，西红柿120克，虾皮8克，姜丝、蒜末各5克，葱段7克，盐、鸡粉各2克，生抽5毫升，食用油适量

做法：

✤ 洗净的西葫芦切成片；洗净的西红柿切块。

✤ 锅中注入适量食用油烧热，倒入姜丝、蒜末、葱段爆香，放入西葫芦、西红柿、虾皮，翻炒片刻。

✤ 加入盐、鸡粉炒匀，淋入生抽炒匀即可。

养生分析：

　　西红柿中所含的苹果酸能促进胃液分泌，助消化；西葫芦含有较多维生素C、葡萄糖等营养物质，具有除烦止渴、清热利尿的功效。这道菜非常适合夏天食用。

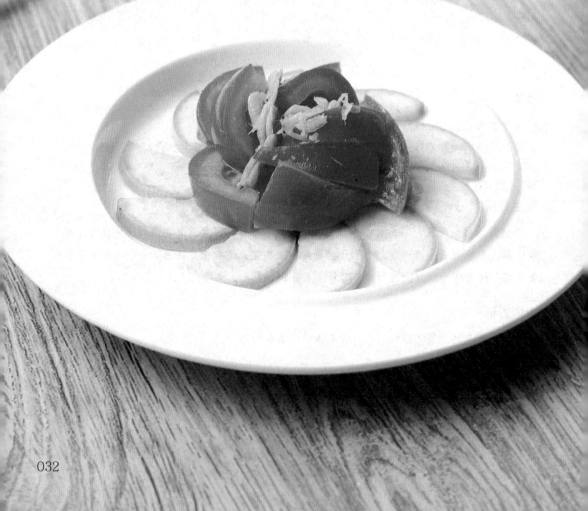

「西蓝花牛奶粥」

厨具：砂锅
烹饪方法：煮
分量：2人份

功效：补充营养，提供能量
材料：水发大米130克，西蓝花25克，牛奶100毫升

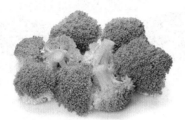

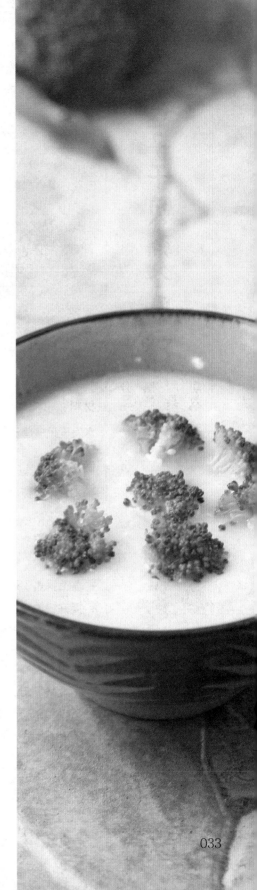

做法：

✦ 沸水锅中放入洗净的西蓝花，焯煮一会儿。

✦ 至食材断生后捞出，放凉后切碎，待用。

✦ 砂锅中注水烧开，倒入洗净的大米，搅散。

✦ 盖上锅盖，烧开后转小火煮40分钟，至米粒变软。

✦ 揭开锅盖，快速搅动几下，放入牛奶，拌匀，煮出奶香味。

✦ 倒入西蓝花碎，搅散，拌匀，盛出即可。

养生分析：

　　西蓝花具有增强肝脏的解毒能力、提高机体免疫力、降低血糖、缓解心脏压力等功效，搭配矿物质含量丰富的牛奶，营养美味，特别适合夏季劳累的人群食用。

食悟笔记：

　　西蓝花焯煮时可加入少许盐，能使其色泽更加翠绿。

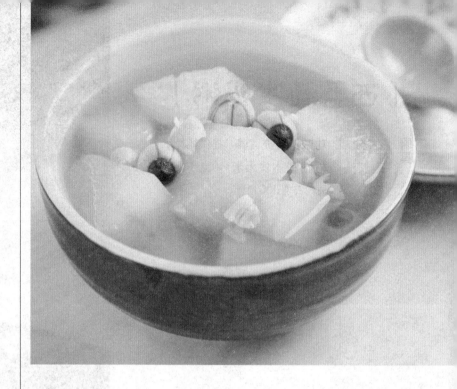

「莲子干贝煮冬瓜」

分量： 1~2人份

烹饪方法： 煮

厨具： 砂锅

功效： 清热解毒，补脾益肺

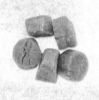

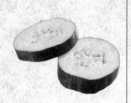

材料：

水发干贝、莲子各15克，冬瓜800克，盐1克，鸡粉1克，料酒5毫升

做法：

✦ 水发干贝撕成丝。

✦ 冬瓜去瓤、去皮，切成大块。

✦ 砂锅中注入适量清水，倒入干贝丝、泡过的莲子、切好的冬瓜。

✦ 加入料酒，拌匀。

✦ 盖上锅盖，用大火煮30分钟至熟软。

✦ 揭开锅盖，加入盐、鸡粉，拌匀。

✦ 关火后盛出煮好的菜肴，装在碗中即可。

养生分析：

　　夏季养心，以清心火为主。中医认为莲子性平，味甘、涩，入心、肺、肾经，具有补脾、益肺、养心、益肾等作用。搭配干贝和冬瓜，清热解毒，很适合夏季食用。

食悟笔记：

　　莲子最忌受潮受热，存储时应置于干爽处。

「牛蒡三丝」

厨具：炒锅

烹饪方法：煮、炒

分量：1~2人份

功效：润肠通便，提高人体免疫力

材料：牛蒡100克，胡萝卜120克，青椒45克，蒜末、葱段各少许，盐3克，鸡粉2克，水淀粉、食用油各适量

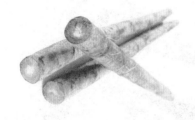

做法：

✤ 胡萝卜、牛蒡均去皮洗净切细丝；青椒洗净去籽，切丝。

✤ 锅中注水烧开，加入盐、胡萝卜丝、牛蒡丝搅匀，煮约1分钟，捞出。

✤ 用油起锅，爆香葱段、蒜末，倒入青椒丝、焯煮过的食材，炒匀。

✤ 调入鸡粉、盐，倒入水淀粉勾芡，炒至食材熟透、入味后盛出即成。

养生分析：

　　牛蒡能降血糖，提高人体免疫力，胡萝卜能补充维生素，润肠通便，美丽容颜，清淡美味，很适合夏季食用。

食悟笔记：

　　焯煮牛蒡的时间可以适当延长一些，这样可以使杂质清除得更干净。

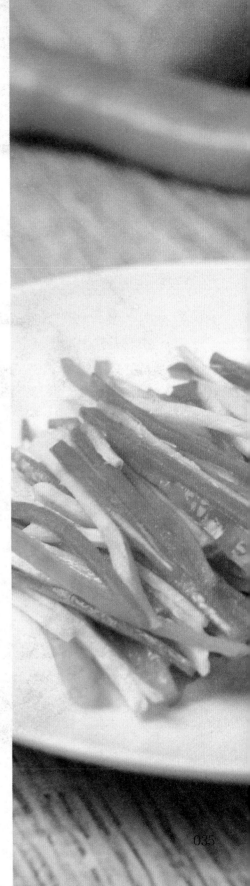

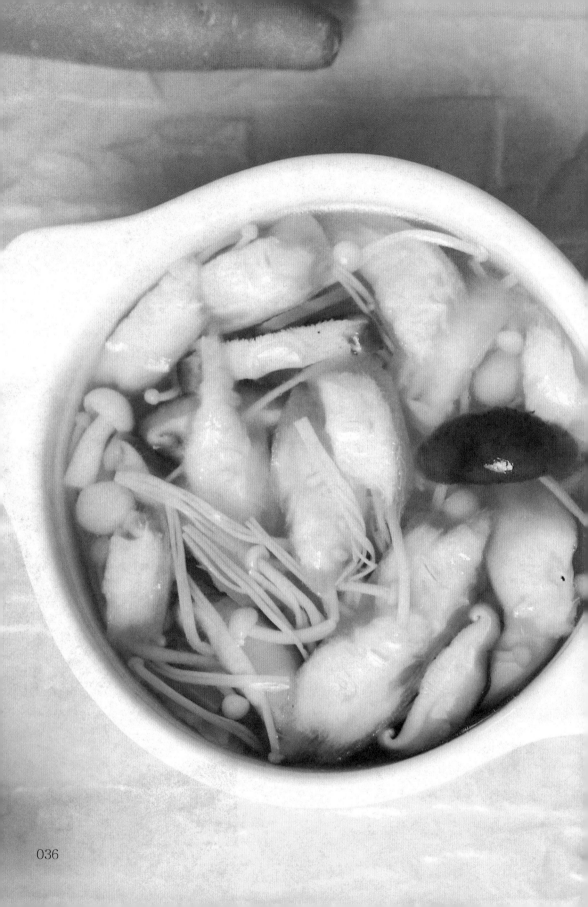

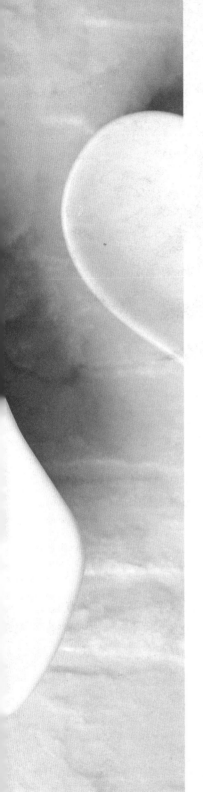

「菌菇丝瓜汤」

分量： 1~2人份
烹饪方法： 煮
厨具： 炒锅
功效： 补充矿物质，增强抵抗力

材料： 金针菇150克，白玉菇60克，丝瓜180克，鲜香菇30克，胡萝卜60克，盐、鸡粉各3克，食用油适量

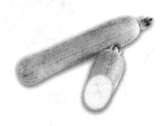

做法：

✚ 洗净的白玉菇切成段；洗好的鲜香菇切成小块；洗净的金针菇切去老茎。

✚ 洗好的丝瓜去皮，切成片；去皮胡萝卜切成片。

✚ 锅中注水烧开，淋入少许食用油，放入切好的胡萝卜、白玉菇、鲜香菇。

✚ 大火煮沸后转中火煮2分钟至食材熟软。

✚ 倒入丝瓜、金针菇，拌匀，煮至沸，加入适量盐、鸡粉，拌匀调味。

✚ 将煮好的汤盛入碗中即可。

养生分析：

丝瓜能清热祛火、美容养颜，菌菇含有蛋白质、脂肪、膳食纤维、多种矿物质等营养成分，经常食用能增强抵抗力。

食悟笔记：

煮制丝瓜时加少许食醋，可以避免丝瓜变黑，汤品味道也更鲜美。

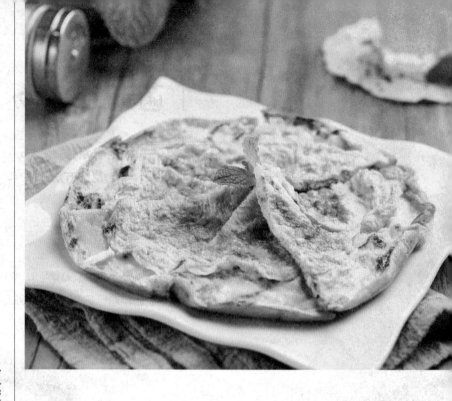

薄荷叶煎蛋

分量： 2人份

烹饪方法： 煎

厨具： 炒锅

功效： 清热去火，疏肝解郁

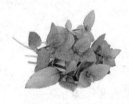

材料：

鸡蛋2~3个，鲜薄荷叶10克，食盐、花生油各适量

做法：

✤ 鸡蛋打开，搅匀蛋液，加入切碎的鲜薄荷叶、花生油、食盐搅拌均匀。

✤ 热油起锅，倒入蛋液，煎熟即可。

养生分析：

鸡蛋口感嫩滑，富含容易消化吸收的优质蛋白。搭配清利咽喉、疏肝解郁的鲜薄荷叶制成膳食，其别具风味之余，又营养丰富，特别适合夏季咽喉咽干、情绪郁闷、食欲下降的人群食用。

食悟笔记：

煎的时候要注意火候，以免煎焦。

「芋头排骨煲」

厨具：炒锅

烹饪方法：煮

分量：1~2人份

功效： 益胃健脾，维护骨骼健康

材料： 芋头400克，排骨段250克，
葱花适量，盐2克

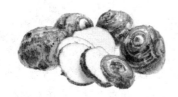

做法：

+ 洗净去皮的芋头切丁。

+ 锅中注入适量的清水大火烧开，倒入排骨段，氽煮去除杂质，捞出，沥干水分。

+ 锅中注入清水烧热，倒入排骨段，大火煮开转小火焖20分钟，倒入芋头块，搅拌匀。

+ 盖上锅盖，小火续焖10分钟至熟透，焖制好后揭开锅盖，加入盐，搅拌调味，关火，将煮好的菜盛入碗中，撒上葱花即可。

养生分析：

猪排骨可提供人体生理活动必需的优质蛋白质、脂肪，尤其是丰富的钙质可维护骨骼健康；芋头能补中益肝肾、消肿止痛、益胃健脾。这道汤营养滋补，有特别好的食疗功效。

食悟笔记：

去除排骨或肉的血水时不要用热水，要用冷水，这样可以让血质慢慢排出。

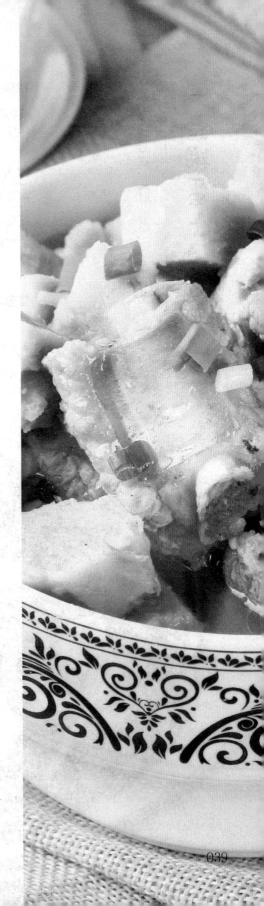

「金银蛋上汤苋菜」

功效：清利湿热，清肝解毒

厨具：炒锅

烹饪方法：煮

分量：2人份

材料：

咸鸭蛋1个，皮蛋1个，苋菜500克，生姜、食盐、花生油各适量

做法：

✤ 苋菜洗净；生姜切丝；咸鸭蛋、皮蛋煮熟，剥壳切粒备用。

✤ 锅内加水煮沸，加入适量花生油、生姜，放入苋菜焯熟，再放入咸蛋粒、皮蛋粒煮1~2分钟，调味即可。

营养功效：

苋菜能清利湿热、清肝解毒，搭配降火的咸鸭蛋和清润的皮蛋制成汤膳，能缓解湿热体质的心烦失眠、目赤目痛、咽喉红肿等症状，也适合大众保健食用。

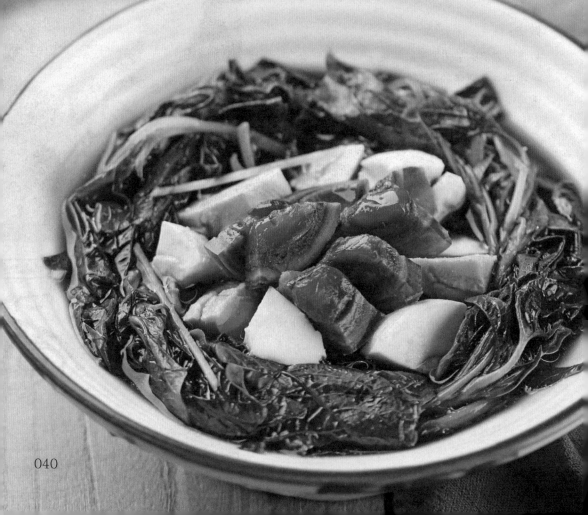

「杂菌豆腐汤」

厨具： 微波炉

烹饪方法： 加热

分量： 1~2人份

功效： 清热解毒，延缓衰老

材料： 水豆腐100克，香菇15克，真姬菇50克，木鱼花3克

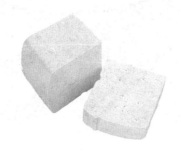

做法：

✤ 将所有食材清洗干净。真姬菇用手撕成小瓣，放入碗中。

✤ 将香菇切十字，切成四瓣；水豆腐切成条，放入碗中。

✤ 再倒入木鱼花，注入适量的凉开水，用保鲜膜将碗口盖住。

✤ 备好微波炉，打开炉门，将食材放入。

✤ 关上炉门，选择"微波"模式，设定时间3分30秒，启动机器。

✤ 待时间到打开炉门，将食材取出，揭去保鲜膜，即可。

养生分析：

　　豆腐含有烟酸、叶酸、铁、镁、钾、铜、钙、锌、磷等成分，具有清热润燥、生津止渴、清洁肠胃等功效；香菇和木鱼花能延缓衰老，降血压、血脂；真姬菇能防止便秘，提高免疫力。此汤醇香浓厚，滋补功效良好。

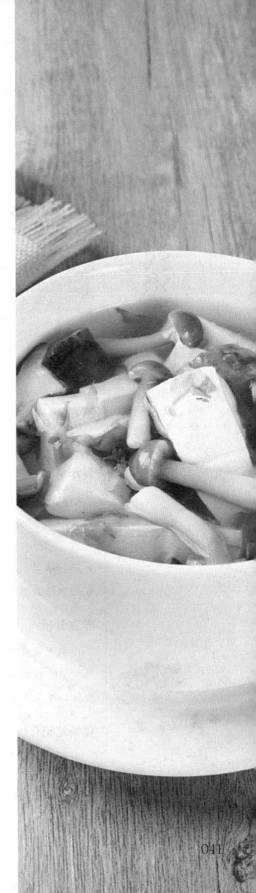

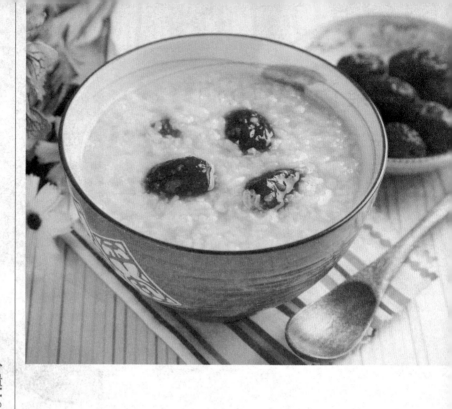

「红枣糯米甜粥」

分量：2人份

烹饪方法：煮

厨具：砂锅

功效：补血益气，美容养颜

材料：

水发糯米120克，红枣35克，白糖少许

做法：

✦ 砂锅中注入适量清水烧开。

✦ 倒入洗净的红枣和糯米，用勺子拌匀、搅散。

✦ 盖上锅盖，烧开后转小火煮约45分钟，至食材熟透。

✦ 揭开锅盖，加入少许白糖，搅拌匀，煮至溶化。

✦ 关火后盛出煮好的甜粥，装在碗中即成。

养生分析：

　　红枣能健脾养胃、补气养血，搭配营养丰富的糯米，特别适合女性食用，补血益气，使肤色红润。夏季胃口不佳，吃点甜食，可促进食欲，增强体质。

食悟笔记：

　　红枣本身含有一定的糖分，所以在粥中加入的白糖不宜过多，以免太甜。

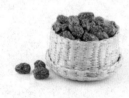

「猴头菇冬瓜薏米鸡汤」

厨具：砂锅

烹饪方法：煲

分量：1~2人份

功效：清热解暑，除烦止渴

材料：冬瓜块300克，鸡肉块200克，水发猴头菇30克，水发芡实15克，水发薏米15克，水发干贝少许，高汤适量，料酒8毫升，盐2克

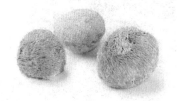

做法：

✤ 锅中注入水烧开，倒入鸡肉块，搅散，汆去血水，捞出，过一遍冷水。

✤ 砂锅中倒入适量高汤烧开，倒入猴头菇、干贝、芡实、薏米，加入冬瓜、鸡块，搅拌片刻。

✤ 淋入料酒，搅拌片刻，盖上锅盖，烧开后转中火煲煮3小时至食材熟透。

✤ 揭开锅盖，加入盐，搅拌均匀至食材入味。

✤ 将煮好的鸡汤盛出，装入碗中，待稍微放凉即可食用。

养生分析：

猴头菇能够提高免疫力、抗衰老、降血脂，搭配能清热解毒、除烦止渴的冬瓜和能健脾、利尿的薏米，清热解暑，很适合夏季食用。

食悟笔记：

猴头菇可以直接用温水泡发，这样可以缩短泡发时间。

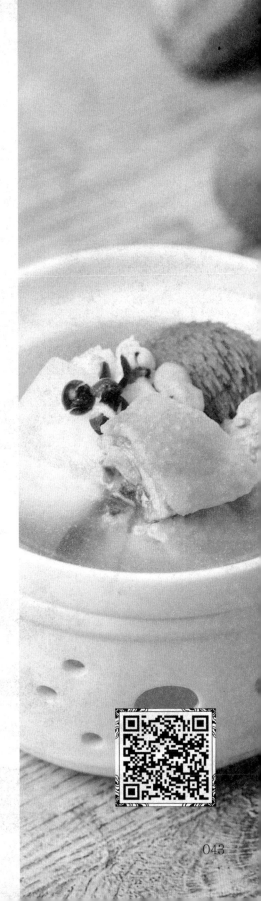

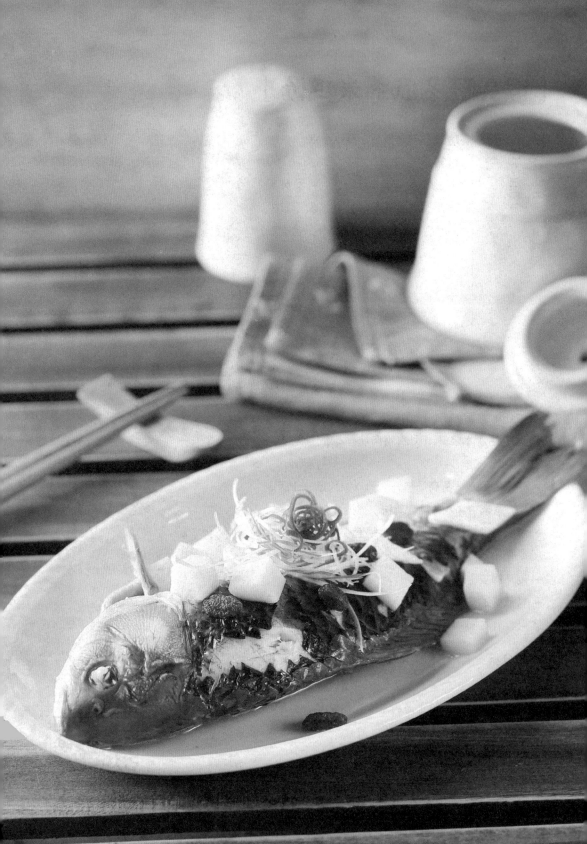

「山药蒸鲫鱼」

分量：1～2人份
烹饪方法：蒸
厨具：蒸锅
功效：补充蛋白质，增强抗病能力

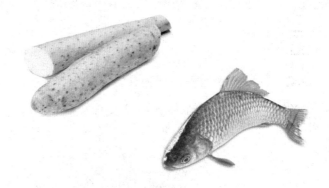

材料：

鲫鱼400克，山药80克，姜片20克，葱丝少许，红椒丝少许，枸杞适量，盐2克，鸡粉2克，料酒4毫升

做法：

✢ 洗净去皮的山药切成粒，处理干净的鲫鱼两面切上一字花刀。

✢ 将鲫鱼装入碗中，放入姜片、料酒、盐、鸡粉，拌匀，腌渍15分钟，至其入味。

✢ 将腌渍好的鲫鱼装入蒸盘中，撒上山药粒，放上姜片、枸杞。

✢ 把蒸盘放入烧开的蒸锅中，盖上锅盖，用大火蒸10分钟，至食材熟透。

✢ 揭开锅盖，取出蒸好的山药鲫鱼，夹去姜片，撒上葱丝、红椒丝即可。

养生分析：

　　鲫鱼所含的蛋白质质优、齐全、易于消化吸收，是肝肾疾病、心脑血管疾病患者的良好蛋白质来源，常食可增强抗病能力。山药具有滋养强壮、助消化、止泻等功效。这道菜清淡可口，营养丰富，可增强人体的抵抗力。

食悟笔记：

　　山药切开时会有黏液，可用清水加少许醋清洗，以减少黏液。

燕麦小米豆浆

功效：滋阴养血，调养虚寒体质

厨具：豆浆机

烹饪方法：榨

分量：1~2人份

材料：

燕麦、小米各30克，水发黄豆50克

做法：

✛ 将泡发好的黄豆、小米、燕麦搓洗干净，滤干水分。
✛ 把洗好的原料倒入豆浆机中，注入适量清水。
✛ 盖上豆浆机机头，启动豆浆机，待豆浆机运转约20分钟，即成豆浆。
✛ 把煮好的豆浆倒入滤网，滤取豆浆倒入碗中，用汤匙撇去浮沫即可。

养生分析：

小米可以滋阴养血，能有效调养产妇的虚寒体质，帮助其恢复体力。小米多以粥入食，常被称为"代参汤"。燕麦有美容祛斑、抗皱抗氧化以及滋润护发的作用，常食对人体很有好处。

「银鱼炒蛋」

厨具：炒锅

烹饪方法：炒

分量：1~2人份

功效： 益脾健胃，补气润肺

材料： 鸡蛋4个，银鱼干适量，葱花5克，生姜适量，食用油适量，盐4克

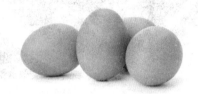

做法：

✤ 银鱼干用水泡发，洗净沥干待用。

✤ 生姜洗净切丝，葱花切碎，待用；鸡蛋加盐搅拌好，待用。

✤ 油锅烧热，下入生姜爆香，捞出生姜。

✤ 锅里放入银鱼干煸炒2分钟后盛出，待用。

✤ 油锅烧热，将蛋液倒入炒锅中，待蛋液稍凝固，下银鱼一起翻炒均匀，撒入姜丝、葱花即可。

养生分析：

银鱼含蛋白质、脂肪、钙、磷、铁等营养成分，能益脾胃，补气润肺，适合脾胃虚弱、消化不良、虚劳咳嗽、干咳无痰的人群食用，有很好的功效，搭配鸡蛋做汤，营养滋补，美味鲜香。

食悟笔记：

鸡蛋本身含有谷氨酸，因此，炒鸡蛋没必要再放味精。

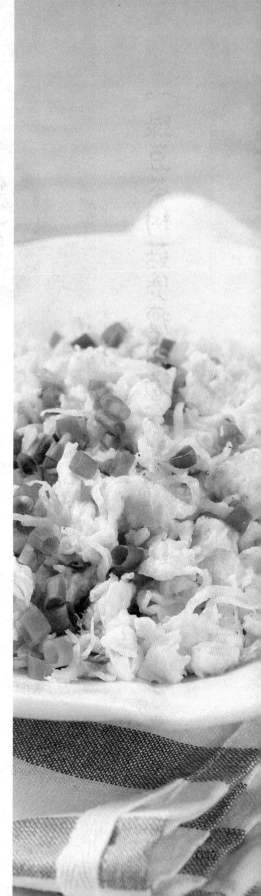

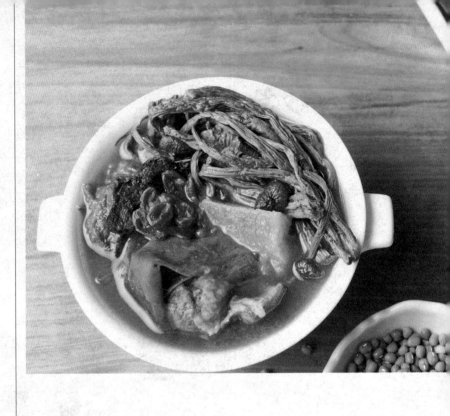

「绿豆茶树菇煲瘦肉汤」

分量：2人份

烹饪方法：煲

厨具：砂锅

功效：味道鲜美，营养丰富

材料

干海带20克，绿豆50克，生地20克，山药20克，枸杞15克，茶树菇40克，陈皮3克，猪瘦肉300克，冬瓜150克，生姜数片，盐少许

做法：

✤ 干海带用清水浸泡1小时，中间换水2~3次，洗净、沥干备用。

✤ 冬瓜将皮刷洗干净，去籽，连皮切大块备用。

✤ 枸杞洗净，猪瘦肉汆烫去杂质、血水后洗净备用。

✤ 茶树菇用清水浸泡，洗净、挤干，重复数次沥干。

✤ 陈皮浸泡10分钟，用小刀刮去果皮白色囊，洗净。

✤ 其他原料用水洗净并浸泡10分钟，重复3次洗净。

✤ 砂锅中放入3500毫升水与所有原料，大火烧滚后转小火煲3小时，关火放盐调味即可。

养生分析：

茶树菇含有丰富蛋白质以及多种人体必需氨基酸，能够补肾利尿、健脾止泻。此汤营养丰富，味道鲜美，很适合夏季滋补食用。

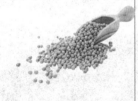

「菠萝甜橙汁」

厨具：榨汁机

烹饪方法：榨

分量：1～2人份

功效： 清热解暑，生津止渴

材料： 菠萝50克，橙子40克，鲜橙汁20毫升

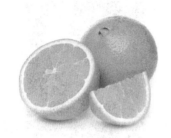

做法：

✤ 备好榨汁机，倒入备好的冰冻菠萝。

✤ 再倒入冰冻橙子，加入鲜橙汁。

✤ 打开榨汁机开关，将食材打碎，搅拌均匀。

✤ 将榨好的菠萝甜橙汁倒入杯中即可。

养生分析：

　　菠萝具有清热解暑、生津止渴、利小便的功效，可用于伤暑、身热烦渴、消化不良、小便不利、头昏眼花等症。橙子可以生津止渴、开胃下气，适用于口渴心烦、饮酒过度、消化不良的人群。这道饮品清凉开胃，很适合夏季饮用。

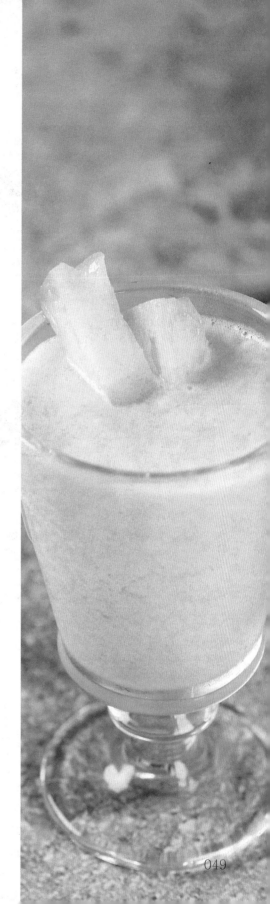

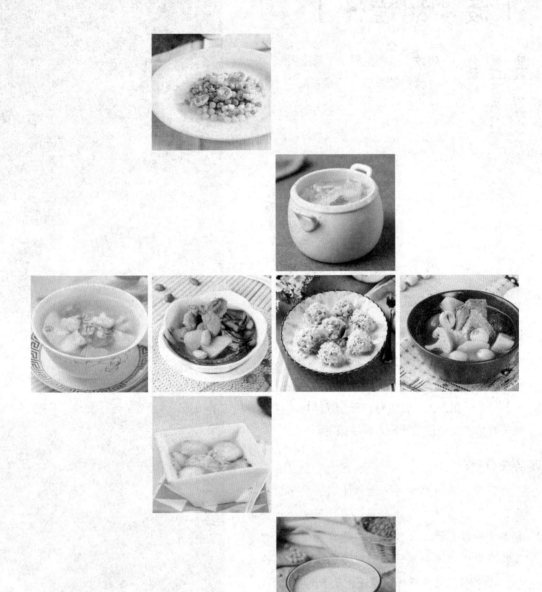

芒种

——农忙时节，祛湿解暑

『芒种』是夏季的第三个节气，表示仲夏时节的正式开始，古人认为，此时可种有芒之谷，过此即失效，故名为『芒种』，是播种最忙的季节，故又称『忙种』。芒种时节雨水增多，气温升高，长江中下游地区进入梅雨时节，这时应慎防湿气扰人。可多晒太阳，保持室内通风，以便去除湿气，饮食以清淡为主，不宜食过于肥腻的食物，可多吃健脾、行气、祛湿之品，如绿豆、薏米、眉豆、山药等。

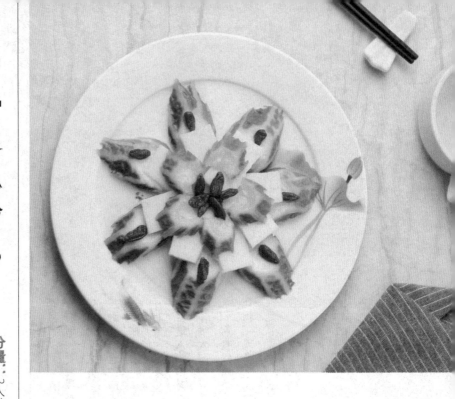

「丝瓜炒山药」

分量： 3人份

烹饪方法： 炒

厨具： 炒锅

功效： 生津祛火，消暑降温

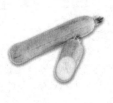

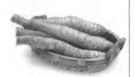

材料：

丝瓜120克，山药100克，枸杞10克，蒜末、葱段各少许，盐3克，鸡粉2克，水淀粉5毫升，食用油适量

做法：

✚ 将洗净的丝瓜切成小块；洗好去皮的山药切段，再切成片。

✚ 锅中注水烧开，加入食用油、1克盐、山药片搅匀，再撒上洗净的枸杞，略煮片刻。

✚ 倒入切好的丝瓜，搅拌匀，煮约半分钟，至食材断生后捞出，沥干水分，待用。

✚ 用油起锅，放入蒜末、葱段，爆香，倒入焯过水的食材，翻炒匀。

✚ 加入鸡粉、2克盐，炒匀调味，淋入水淀粉，快速炒匀，至食材熟透即成。

养生分析：

夏天用丝瓜做菜做汤有消暑降温、生津祛火等效用，是夏季不可多得的消暑佳品。配合有利于脾胃消化的山药，清淡可口，非常适合夏天食用。

「菱角薏米汤」

功效： 清香淡雅，健力益气

材料： 水发薏米130克，菱角肉100克，白糖3克

厨具：砂锅

烹饪方法：煮

分量：1~2人份

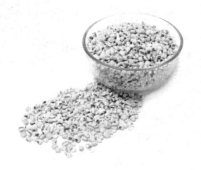

做法：

✦ 砂锅中注水烧热，倒入淘洗干净的薏米。

✦ 盖上锅盖大火烧开后，转小火煮35分钟至米粒变软。

✦ 放入洗净的菱角肉，转中火，加入少许白糖，拌煮3分钟至糖溶化即可。

养生分析：

菱角是江南水乡特有的水生作物，具有补脾胃、强股膝、健力益气的作用，松软的口感搭配薏米，清爽的汤散发出淡淡的薏米香气，很适合夏季食用。

食悟笔记：

菱角味道清甜，白糖不宜加得太多了，以免影响汤汁的口感。

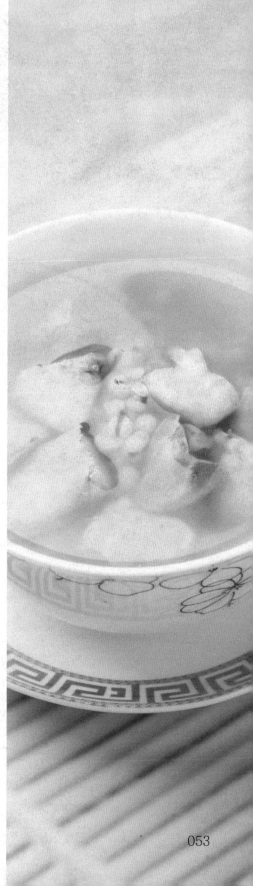

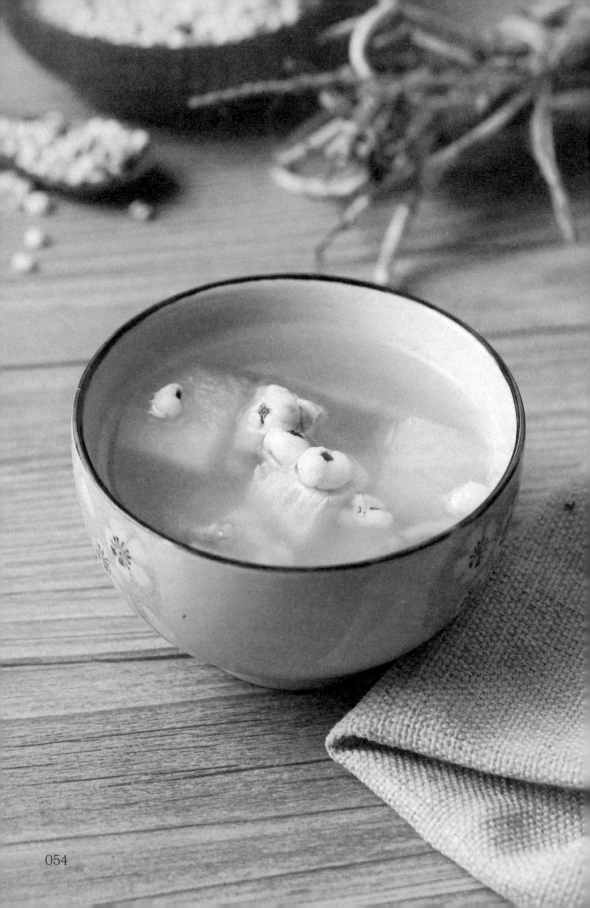

鱼腥草冬瓜瘦肉汤

分量： 1~2人份

烹饪方法： 煮

厨具： 砂锅

功效： 清热解毒，清肺化痰

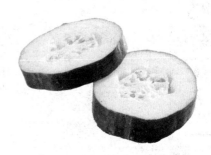

材料：

冬瓜300克，川贝3克，瘦肉300克，鱼腥草80克，水发薏米20克，盐2克，鸡粉2克，料酒10毫升

做法：

✛ 冬瓜去皮洗净，切大块；鱼腥草洗好切段；瘦肉洗净切大块。

✛ 沸水锅中倒入瘦肉、5毫升料酒，汆去血水，捞出。

✛ 砂锅中注入适量清水，倒入备好的川贝、薏米、瘦肉，放入切好的鱼腥草、冬瓜，加入5毫升料酒。

✛ 盖上锅盖，用大火煮开后转小火续煮1小时至食材熟透。

✛ 揭开锅盖，加入盐、鸡粉，拌匀调味。

✛ 关火后盛出煮好的汤料，装入碗中即可。

养生分析：

鱼腥草属于医食同源的一种中药，特别是在夏天，清肺热、化痰湿的效果很好，其所含的挥发油还有增强机体免疫力的功效。

食悟笔记：

冬瓜皮可以不用去，这样清热降火的功效更佳。

豌豆草菇蛋花汤

分量：1~2人份

烹饪方法：煮

厨具：电饭煲

功效：调和脾胃，提高机体免疫力

材料：

豌豆100克，鸡蛋1个，草菇30克，葱花3克，盐3克，食用油适量

做法：

✤ 洗净的草菇切成片；鸡蛋打散搅匀。备好电饭煲，倒入草菇、豌豆，淋入少许食用油，注入适量清水。

✤ 盖上锅盖，按下"功能"键，调至"靓汤"状态，时间定为45分钟。待45分钟后，按下"取消"键，掀开锅盖，倒入鸡蛋液，轻搅成蛋花。加入盐、葱花，搅匀调味，盛出装入碗中即可。

养生分析：

豌豆味甘、性平，具有益中气、调和脾胃、通利大肠的功效，草菇能促进人体的新陈代谢，提高机体免疫力，再加上鸡蛋，这道汤营养美味，很适合夏季食用。

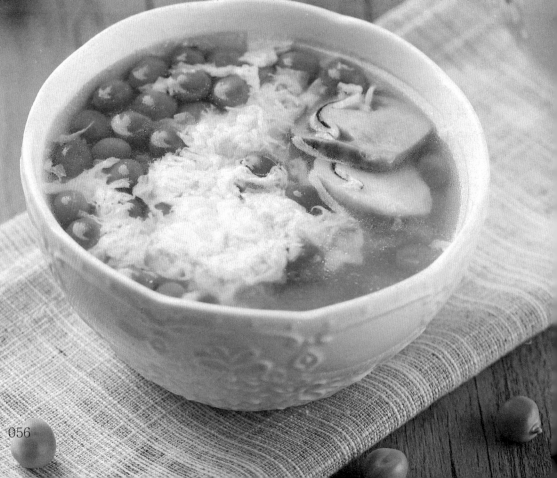

「双莲扇骨汤」

厨具：砂锅

烹饪方法：煮

分量：2人份

功效：清润滋补，软绵清香

材料：去皮莲藕300克，鲜莲子40克，猪扇骨500克，蜜枣15克，姜片少许，盐、鸡粉各1克

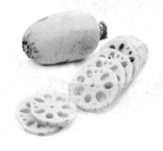

做法：

✛ 原料洗净；莲藕去皮，切块。

✛ 锅中注水烧开，倒入猪扇骨，汆煮2分钟，捞出待用。

✛ 砂锅置火上，注入适量清水，倒入猪扇骨。

✛ 再放入莲藕块、蜜枣、鲜莲子、姜片，搅匀。

✛ 盖上锅盖，大火煮开后转小火煮40分钟。

✛ 揭开锅盖，加盐、鸡粉，搅匀调味，关火后盛入碗中即可。

养生分析：

　　蜜枣具有补血、健胃、益肺的功效，莲子能够清心安神，再搭配猪扇骨，营养丰富，这道汤非常清润，有着莲藕和莲子的软绵，再加上蜜枣的清香，润润的，很合适夏季食用。

食悟笔记：

　　汆煮猪扇骨时最好将水面上的浮沫掠去，这样后续煮的汤才不会浑浊且保持口感。

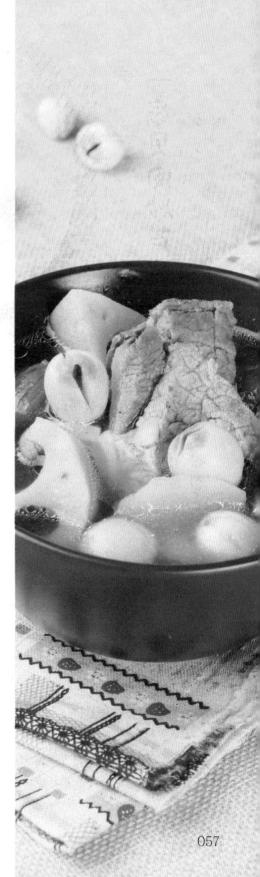

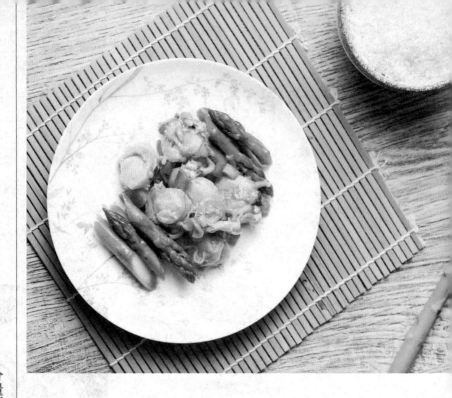

扇贝肉炒芦笋

分量：2人份

烹饪方法：炒

厨具：炒锅

功效：开胃消食，清热利尿

材料：

芦笋95克，红椒40克，扇贝肉145克，红葱头55克，蒜末少许，盐、胡椒粉各2克，鸡粉1克，水淀粉、花椒油各5毫升，料酒10毫升，食用油适量

做法：

✚ 洗净的芦笋斜刀切段；洗好的红椒切小丁；洗净的红葱头切片。

✚ 沸水锅中加入1克盐、适量食用油，搅匀，倒入切好的芦笋，氽至断生，捞出。

✚ 用油起锅，倒入蒜末和切好的红葱头，炒香，放入洗净的扇贝肉，翻炒均匀。

✚ 淋入料酒，翻炒均匀，倒入氽好的芦笋，放入红椒丁，翻炒均匀。

✚ 加入1克盐、鸡粉、胡椒粉，炒匀调味，加入水淀粉，翻炒均匀，注入少许清水，稍煮片刻至收汁，淋入花椒油，炒入味，装盘即可。

养生分析：

芦笋富含多种营养物质，味甘性寒，有清热利尿的功效，暑夏口干、运动后口渴、发热烦渴等情况下都可吃芦笋。

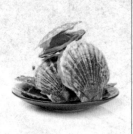

「木耳拍黄瓜」

厨具：炒锅

烹饪方法：焯、拌

分量：1~2人份

功效：养颜美容，润肠通便

材料：黄瓜500克，水发木耳80克，蒜末、红椒丝、葱花各少许，盐2克，鸡粉2克，陈醋、辣椒油、芝麻油各适量

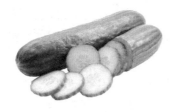

做法：

+ 将洗净的黄瓜拍破，切成段，备用。

+ 锅中注入适量清水烧开，放入木耳，煮约1分30秒至熟。

+ 捞出焯煮好的木耳，装盘备用。

+ 取一个大碗，放入蒜末、红椒丝、葱花，拌匀。

+ 倒入陈醋、辣椒油、芝麻油、盐、鸡粉，拌匀。

+ 放入木耳、黄瓜，拌匀。

+ 盛出拌好的材料，装入盘中即可。

养生分析：

黄瓜具有清热利水、解毒消肿、生津止渴、降血糖等功效，搭配可以疏通肠胃、润滑肠道、养血驻颜的木耳，可令肌肤红润、光滑，适合夏季食用。木耳能益气强身、养血驻颜、疏通肠胃、润滑肠道，同时对高血压患者也有一定帮助。

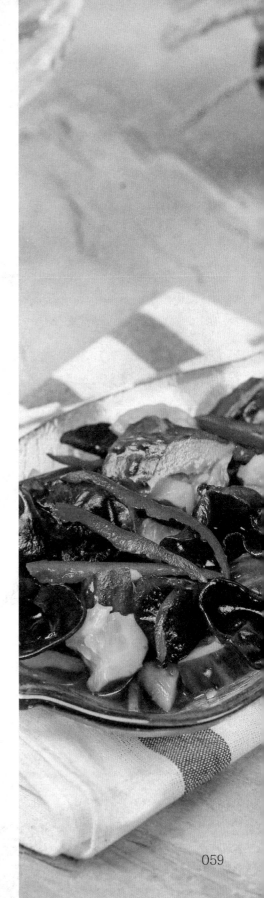

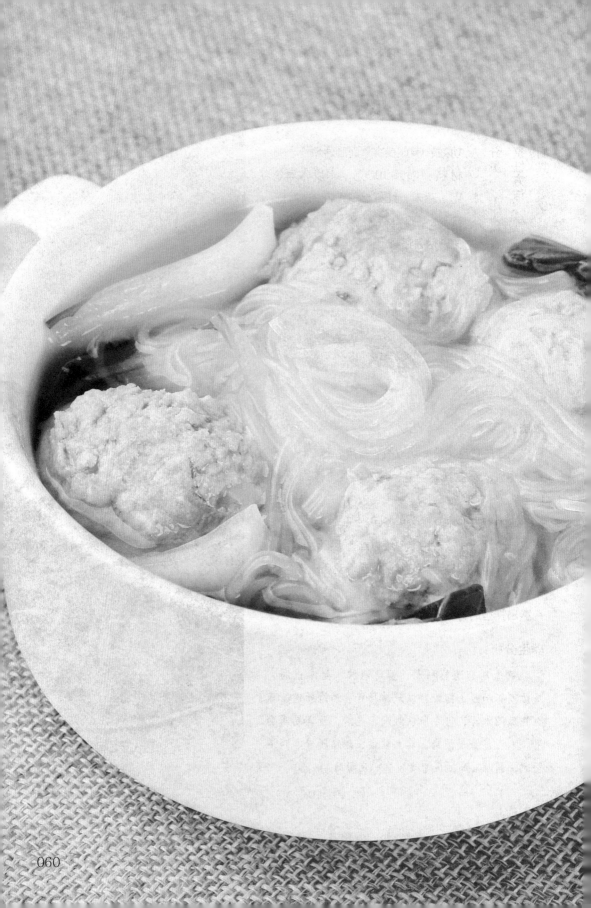

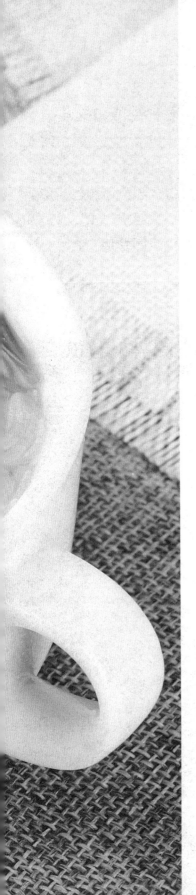

「肉丸子上海青粉丝汤」

分量： 1~2人份
烹饪方法： 煮
厨具： 炒锅
功效： 清新开胃，养颜美容

材料： 猪肉末100克，鸡蛋液20克，粉丝20克，上海青50克，葱段12克，盐2克，水淀粉5毫升，生抽6毫升

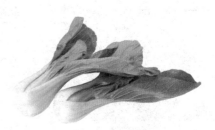

做法：

✦ 洗净的上海青去根部，切小段；洗好的葱段切末。

✦ 粉丝装碗，加入开水，稍烫片刻。

✦ 猪肉末装碗，加葱末、鸡蛋液，放入1克盐、水淀粉、3毫升生抽，拌匀，腌渍5分钟至入味，挤成数个丸子，装盘。

✦ 锅中注入清水烧开，放入丸子，大火煮开后转小火，续煮约5分钟至熟。

✦ 放入上海青和泡好的粉丝。

✦ 加入1克盐，放入3毫升生抽，搅匀调味，盛出装碗即可。

养生分析：

　　上海青能预防便秘、保护皮肤；粉丝吸附所有的美味。本道汤品味道清新，开胃极佳。

食悟笔记：

　　肉馅里面也可以搭配些蘑菇、马蹄、莲藕等蔬菜。

卷心菜瘦肉汤

功效：提高人体免疫力，预防感冒

厨具：砂锅

烹饪方法：煮

分量：1～2人份

材料：

白萝卜300克，卷心菜200克，猪瘦肉150克，姜、盐、芝麻油各适量

做法：

✚ 将猪瘦肉洗净切片，卷心菜撕块，白萝卜洗净切块，姜切片。

✚ 砂锅中放入卷心菜块、白萝卜块，猪瘦肉片、姜片，再加清水，大火煮沸。

✚ 改用小火煲约2小时，加入盐调味，淋入芝麻油即可。

养生分析：

卷心菜可润脏腑、壮筋骨、清热止痛，还可以提高人体免疫力，预防感冒。睡眠不佳、多梦易醒、耳目不聪、关节屈伸不利等病症的人群可多食用。

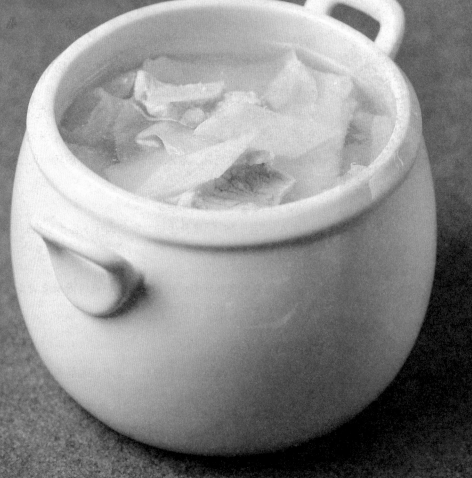

「糯米藕圆子」

功效： 益气补血，健脾养胃

材料： 水发糯米220克，肉末55克，莲藕45克，蒜末、姜末各少许，盐2克，白胡椒粉少许，生抽4毫升，料酒6毫升，生粉、芝麻油、食用油各适量

厨具： 蒸锅

烹饪方法： 蒸

分量： 1~2人份

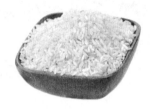

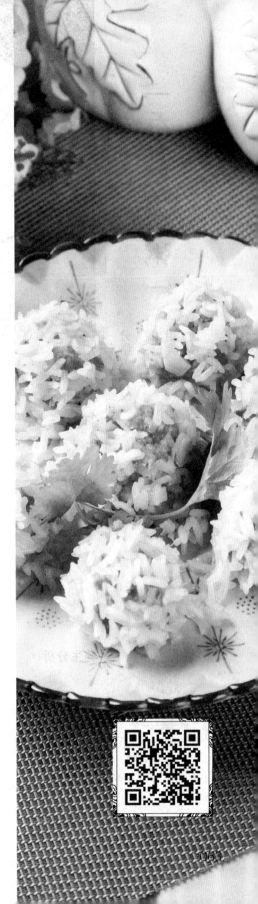

做法：

+ 将去皮洗净的莲藕切片，改切丝，再切碎，剁成末。取一大碗，倒入备好的肉末，放入切好的莲藕末拌匀，再撒上蒜末、姜末拌匀，加入盐。

+ 撒上白胡椒粉，淋入料酒，放入生抽。

+ 注入食用油、芝麻油搅拌匀，倒入生粉，拌匀，至肉起劲。

+ 做成数个丸子，滚上糯米，制成数个丸子生坯，放在蒸盘中，待用。

+ 蒸锅上火烧开，放入蒸盘，盖上锅盖，用大火蒸约25分钟，至食材熟透。

+ 关火后揭开锅盖，待蒸汽散开，取出蒸盘，稍微冷却后即可食用。

养生分析：

　　糯米能补中益气、健脾养胃，对腹胀腹泻有一定的缓解作用，莲藕微甜而脆，具有健脾开胃、养心安神、补血益气等功效，是夏季良好的消暑清热食物。

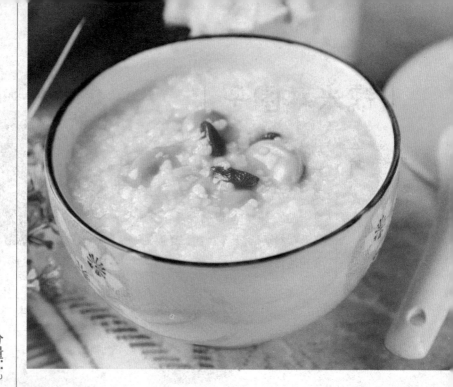

蚕豆枸杞粥

分量：2人份
烹饪方法：煮
厨具：砂锅
功效：补充蛋白质，增进食欲，强健身体

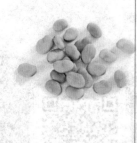

材料：

水发大米180克，鲜蚕豆60克，枸杞少许

做法：

+ 砂锅中注入适量清水烧热，倒入洗净的大米。
+ 放入备好的蚕豆，搅拌一会儿，使米粒散开。
+ 盖上锅盖，大火烧开后改小火煮约20分钟，至米粒变软。
+ 揭开锅盖，撒上洗净的枸杞，拌匀。
+ 盖上锅盖，用中小火续煮约10分钟，至全部食材熟透。
+ 揭开锅盖，搅拌几下，关火后盛出煮好的枸杞粥装入碗中即可。

养生分析：

　　用蚕豆和大米熬粥，不仅能增加粥的蛋白质、维生素含量，还能增进食欲、强健身体、降低胆固醇，搭配养肝润肺的枸杞，营养非常丰富。

食悟笔记：

　　食用时可加入少许盐，味道会更佳。

「青豆玉米炒虾仁」

厨具：炒锅

烹饪方法：焯、炒

分量：1～2人份

功效：补肝养胃，强健身体

材料：青豆80克，玉米粒100克，虾仁15个，蒜末10克，姜片10克，盐3克，鸡粉2克，料酒5毫升，水淀粉5毫升，食用油10毫升

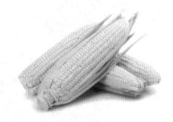

做法：

✤ 将洗净的虾仁装碗，加少许料酒、1克盐、2毫升水淀粉，拌匀，腌渍10分钟。

✤ 锅中注水烧开，倒入洗好的青豆、玉米粒，焯5分钟至食材断生，捞出待用。

✤ 用油起锅，倒入蒜末、姜片，爆香，放入腌好的虾仁，翻炒片刻。

✤ 加入剩余料酒，炒至虾仁转色，倒入焯好的食材，炒约2分钟至食材熟透。加入2克盐、鸡粉，翻炒均匀，用3毫升水淀粉勾芡，关火后盛出即可。

养生分析：

青豆能降低血液中的胆固醇，可以补肝养胃、滋补强壮、有长筋骨、乌发明目、延年益寿等。虾仁含有蛋白质、脂肪、碳水化合物、钾、碘、磷、维生素A等营养物质，具有益气补虚、强身健体、补肾壮阳等功效。

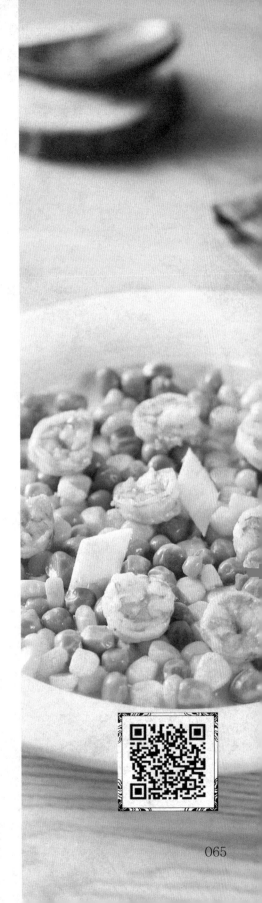

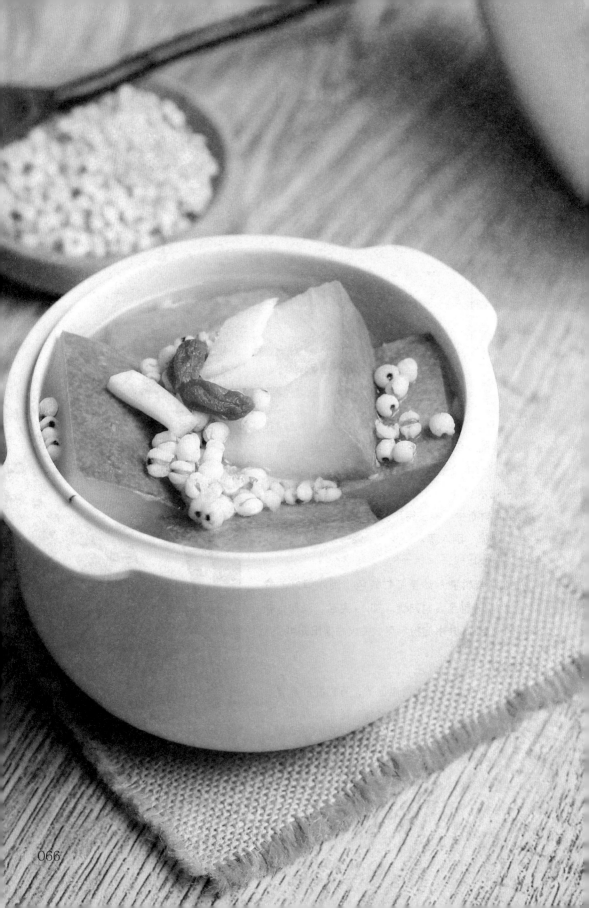

薏米煮冬瓜

分量： 2人份

烹饪方法： 煮

厨具： 砂锅

功效： 清热除湿，消暑解渴

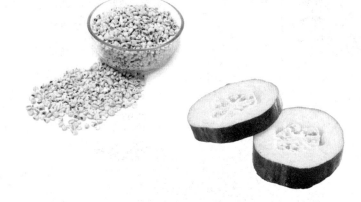

材料：

冬瓜230克，薏米60克，姜片、葱段各少许，盐2克，鸡粉2克

做法：

+ 洗好的冬瓜去瓤，再切小块。
+ 砂锅中注入适量清水烧热，倒入备好的冬瓜。
+ 放入薏米，撒上姜片、葱段。
+ 盖上锅盖，烧开后用小火煮约30分钟至食材熟透。
+ 将盐、鸡粉调入锅中，拌匀，关火后盛出煮好的菜肴即可。

养生分析：

冬瓜含有蛋白质、维生素C、钙、磷、铁等营养成分，具有利尿、清热、化痰、解渴等功效，薏米同样也具有清热祛湿的功效，两者搭配很适合夏季食用。

食悟笔记：

薏米可用水泡发后再煮，这样能节省烹饪时间。

绿豆浆

功效：清胆养胃，解暑止渴

厨具：豆浆机

烹饪方法：榨

分量：1~2人份

材料：

水发绿豆100克，白糖适量

做法：

✤ 将已浸泡3小时的绿豆倒入大碗中，加入适量清水，搓洗干净，滤干水分。

✤ 把滤干的绿豆倒入豆浆机中，加入适量清水至水位线，盖上豆浆机机头，启动豆浆机。

✤ 待豆浆机运转约 15 分钟，断电，取下机头，把煮好的豆浆倒入滤网，滤去豆渣。

✤ 将滤好的豆浆倒入碗中，加入适量白糖，搅拌至其溶化即可。

养生分析：

绿豆甘凉，具有清胆养胃、解暑止渴的作用，适宜湿热天气或中暑时，有烦躁闷乱、咽干口渴症状者食用。

068

「木耳炒上海青」

厨具：炒锅

烹饪方法：焯、炒

分量：一~2人份

功效：益气活血，疏通肠道

材料：上海青150克，木耳40克，蒜末少许，盐3克，鸡粉2克，料酒3毫升，水淀粉、食用油各适量

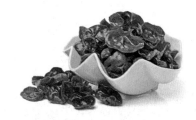

做法：

✤ 将洗净的木耳切成小块。

✤ 锅中注入适量清水，用大火烧开，放入切好的木耳，加入少许盐，搅拌均匀，煮1分钟，把焯好的木耳捞出，待用。

✤ 用油起锅，放入蒜末，爆香，倒入洗净的上海青，翻炒至熟软。

✤ 放入煮好的木耳，翻炒匀，加入适量盐、鸡粉、料酒，炒匀调味。

✤ 倒入适量水淀粉，快速拌炒匀。将炒好的菜盛出，装入盘中即可。

养生分析：

木耳具有很多药用功效，能益气强身，有活血功效，可以养血驻颜，令人肌肤红润、容光焕发，能够疏通肠胃、润滑肠道，同时对高血压患者也有一定帮助。上海青对皮肤和眼睛都有很好的保养效果，并可以有效改善便秘。

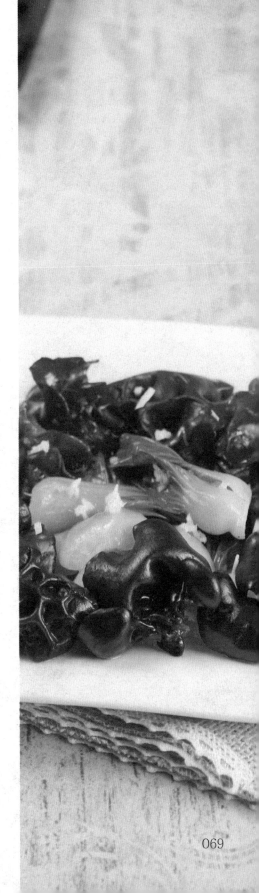

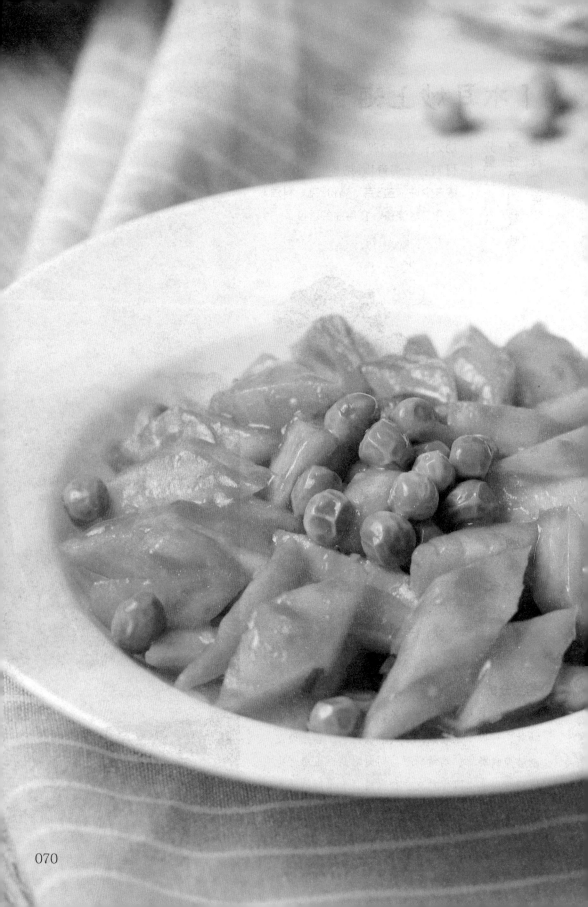

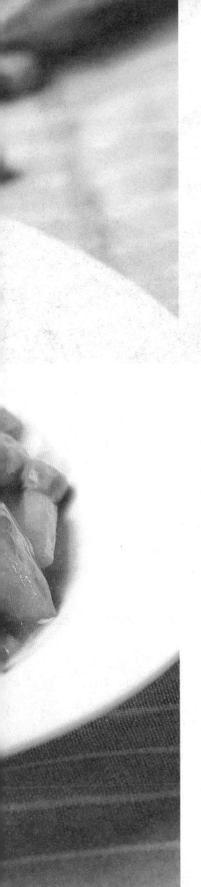

「糖醋菠萝藕丁」

分量： 1～2人份

烹饪方法： 煮、炒

厨具： 炒锅

功效： 清暑解渴，祛湿养颜

材料： 莲藕100克，菠萝肉150克，豌豆30克，枸杞、蒜末、葱花各少许，盐2克，白糖6克，番茄酱25克，食用油适量

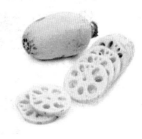

做法：

✦ 菠萝肉切成丁；洗净去皮的藕切成丁。

✦ 锅中注入清水烧开，加入食用油，倒入藕丁、盐，搅匀，汆煮半分钟，倒入豌豆、菠萝丁，煮至断生，捞出，沥干水分。

✦ 用油起锅，倒入蒜末，爆香，倒入焯过水的食材，加入白糖、番茄酱、枸杞、葱花，翻炒片刻，待炒出葱香味，装入盘中即可。

养生分析：

　　菠萝可以清暑解渴、消食止泻、补脾胃、祛湿养颜，搭配可以养胃滋阴、益气补血的莲藕，很适合夏季食用。

食悟笔记：

　　菠萝去皮后放在淡盐水里浸泡一会儿，可去除其涩味。

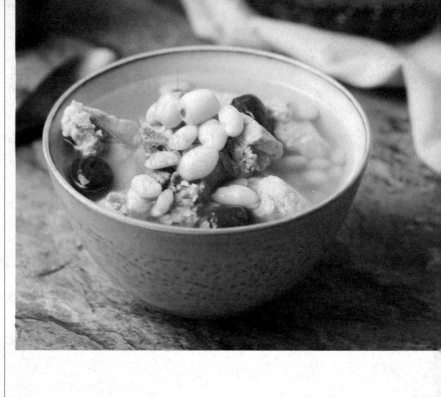

白扁豆莲子龙骨汤

分量：2人份
烹饪方法：煲
厨具：砂锅
功效：滋补佳品，清心安神

材料：

猪脊骨（龙骨）500克，白扁豆50克，红枣8颗，莲子10粒，葱5克，姜5克，盐4克

做法：

✤ 白扁豆、莲子用清水浸泡半小时；红枣洗净。

✤ 猪脊骨洗净，冷水下锅，水沸后捞出，洗去浮沫。

✤ 将焯过的龙骨放入砂锅中，倒入适量清水，放入泡好的白扁豆、莲子和红枣。

✤ 放入葱和姜，大火烧开后转小火煲2小时左右，一锅乳白色的浓汤做好啦，喝之前加盐调味即可。

养生分析：

白扁豆能补脾暖胃、化湿、补虚止泻，既是滋补佳品，又是一味良药。尤其在暑热湿重的雨季，更成为餐桌上不可少的一道食材。

食悟笔记：

白扁豆有一定的毒性，加热可以使其失去毒性，所以食用时一定要煮熟蒸透。

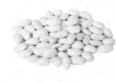

「胡萝卜南瓜豆腐汤」

厨具：炒锅

烹饪方法：炒、煮

分量：1~2人份

功效：补中益气，增强免疫力

材料：去皮南瓜100克，胡萝卜140克，豆腐150克，葱花少许，盐、鸡粉各2克，食用油适量

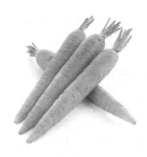

做法：

✦ 去皮南瓜切成片；洗净的胡萝卜切成片；豆腐切成小块。

✦ 用油起锅，倒入南瓜片、胡萝卜片，拌炒片刻。

✦ 倒入适量清水，放入豆腐块，煮5分钟。

✦ 在锅中加入盐、鸡粉，拌匀，将煮好的汤盛入碗中，撒上葱花即可。

养生分析：

　　豆腐含有蛋白质、B族维生素、叶酸等营养成分，具有补中益气、清热润燥、清洁肠胃等功效。胡萝卜能够防止血管硬化，降低血压，益肝明目。南瓜能够保护胃黏膜，帮助消化。此汤营养丰富，滋补作用强，常食对身体很好。

食悟笔记：

　　胡萝卜炒之前可以提前焯水，这样容易熟。

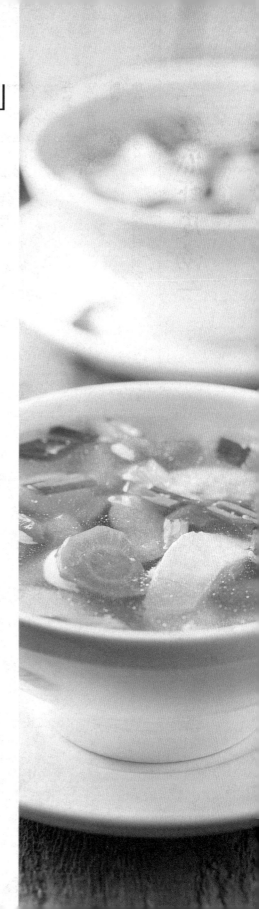

「丝瓜虾皮汤」

功效：美白养颜，使皮肤洁白、细嫩

厨具：炒锅

烹饪方法：煮

分量：1~2人份

材料：

去皮丝瓜180克，虾皮40克，盐2克，芝麻油5毫升，食用油适量

做法：

+ 洗净去皮的丝瓜切段，改切成片，待用。
+ 用油起锅，倒入丝瓜，炒匀。
+ 注入适量清水，煮约2分钟至沸腾。
+ 放入虾皮，加入盐，稍煮片刻至入味。
+ 关火后盛出煮好的汤，装入碗中，淋上芝麻油即可。

养生分析：

丝瓜中含蛋白质、脂肪、碳水化合物、钙、磷、铁及维生素B_1、维生素C，其中维生素B_1能防止皮肤老化，维生素C能增白皮肤、保护皮肤、消除斑块，使皮肤洁白、细嫩。

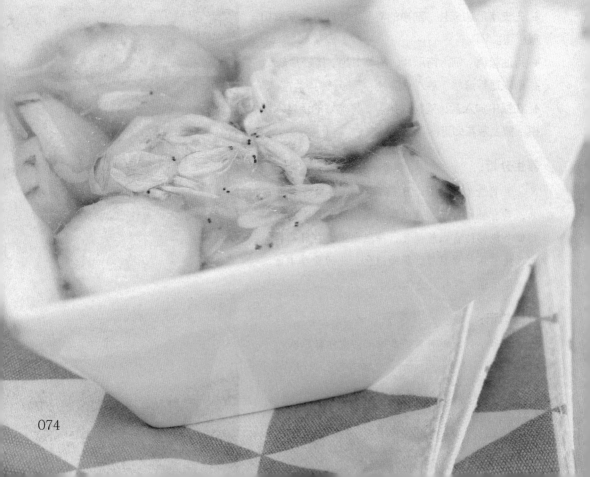

「 南瓜浓汤露 」

厨具：炒锅、榨汁机

烹饪方法：炒、榨

分量：一~2人份

功效：美容养颜，润肺益气

材料：南瓜300克，洋葱160克，芹菜5克，味噌10克，黑胡椒粉少许，椰子油3毫升，盐2克

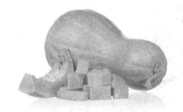

做法：

✣ 将食材清洗干净。南瓜去瓤去皮，切块，洋葱切条，芹菜切末。

✣ 锅中放入椰子油，烧热，倒入南瓜块，炒约1分钟，加入洋葱条，炒约1分钟至边缘透明，注入适量清水。

✣ 盖上锅盖，用大火煮开后转小火焖5分钟至食材熟软。倒入切好的芹菜末，加入味噌、盐，搅拌均匀，煮约2分钟至汤味浓郁。

✣ 关火后盛出汤品，装碗，放凉待用。将放凉的汤品倒入榨汁机中，启动，榨约30秒成浓汤汁。

✣ 将榨好的浓汤汁倒入碗中，撒上黑胡椒粉即可。

养生分析：

　　南瓜含有较多的胡萝卜素、维生素C、钴等营养成分，具有润肺益气、润泽肌肤等作用，对防治糖尿病、降低血糖等均有帮助。洋葱气味芳香，能促进食欲，提高人体抗病能力。

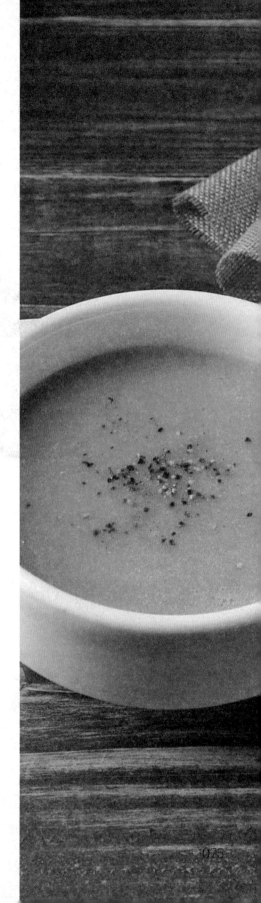

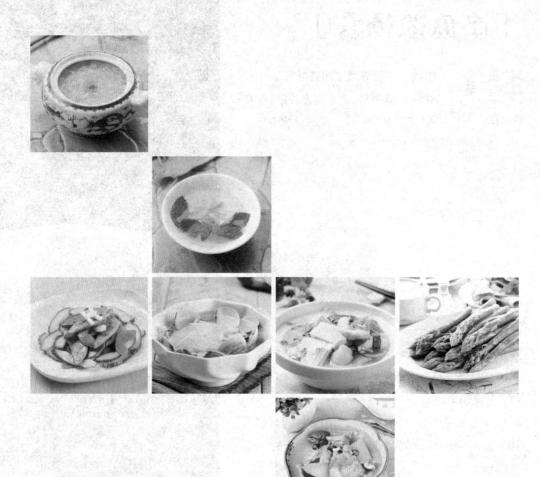
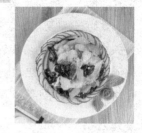

夏至

——阳极阴生，清补促食欲

『夏至』是夏季的第四个节气，太阳运行至北回归线，是北半球一年中白昼最长的一天。夏至阳气盛行于外，然而物极必反，阳气升极而降，从夏至开始，阳极阴生，阴气居于内。此时宜多静心、养心，切忌狂喜、大怒，可以适当午睡、缓慢散步，以顺应自然敛藏之势。饮食要以清泄暑热、增进食欲为目的，宜清补，可多吃些酸甜、清润、生津之品，缓解夏季的炎热。

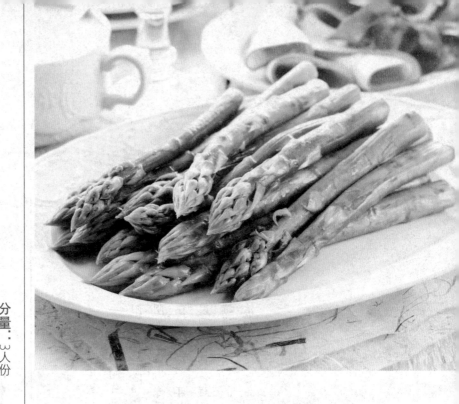

「白灼芦笋」

分量：3人份

烹饪方法：煮

厨具：炒锅

功效：消烦除渴，清热明目

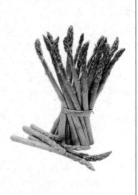

材料：

芦笋150克，盐、鸡粉各3克，水淀粉、食用油各适量

做法：

✤ 芦笋洗净，刮去老皮。

✤ 锅中注入适量清水烧开，撒入1克盐、1克鸡粉，淋入适量食用油。

✤ 放入芦笋，煮至熟透变色，捞出，摆入盘中。

✤ 另起锅，注入少许清水，加入2克盐、2克鸡粉拌匀。

✤ 淋入适量水淀粉勾芡，浇在芦笋上即可。

养生分析：

芦笋性寒、味甘，有清热、利尿等功效，绿芦笋的尖端含有丰富的维生素A，有明目的功效。在炎炎的夏季，食用芦笋是不错的选择。

食悟笔记：

芦笋根部发硬的部分要去掉，接近根部的一段要削去老皮。

「白果炒苦瓜」

厨具：炒锅

烹饪方法：炒

分量：3人份

功效： 清热消暑，生津止渴

材料： 苦瓜130克，白果50克，彩椒40克，蒜末、葱段各少许，盐3克，水淀粉、食用油各适量

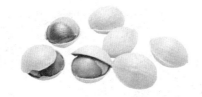

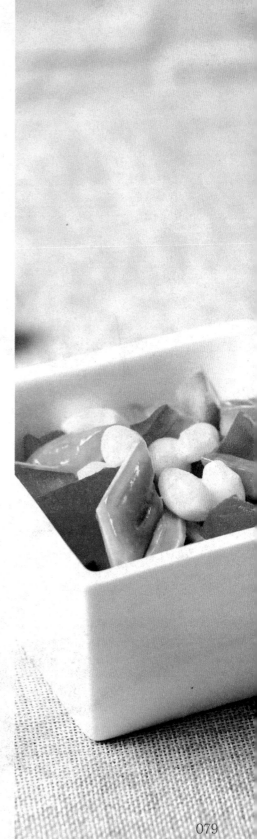

做法：

✤ 洗净的彩椒、苦瓜切成小块，倒入沸水锅煮约1分钟，再放入白果，煮至断生，捞出。

✤ 用油起锅，放入蒜末、葱段爆香，倒入彩椒、焯过水的食材炒匀，加入盐、水淀粉炒入味即成。

养生分析：

　　白果营养丰富，可以祛痰定喘、收敛除湿、生津止渴，搭配苦瓜，更可清热消暑。

食悟笔记：

　　白果有微毒，焯煮前可将其泡发胀开，这样能有效去除其所含的有毒物质。

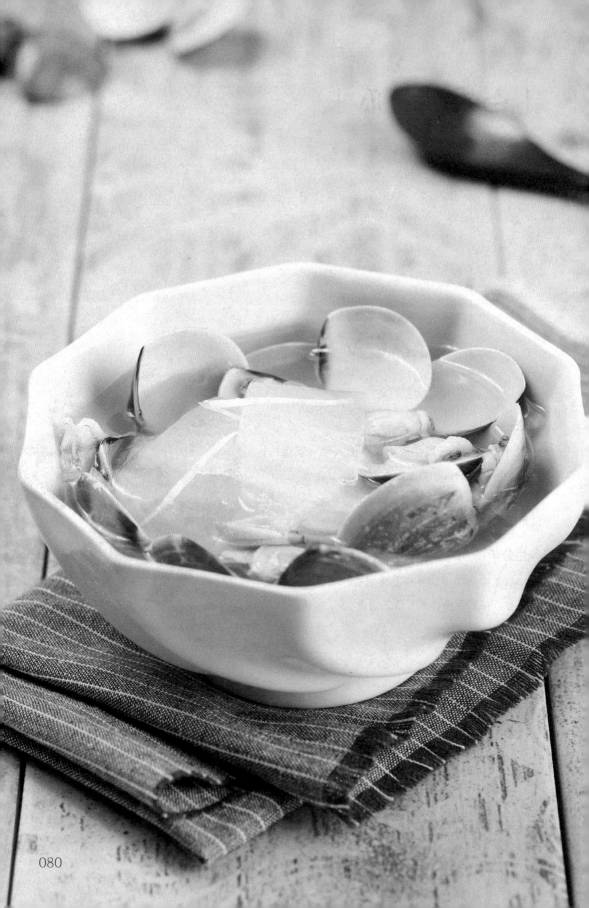

蛤蜊冬瓜汤

分量：1~2人份

烹饪方法：煮

厨具：炒锅

功效：清热生津，解暑除烦

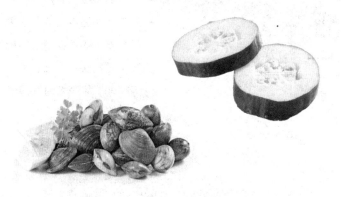

材料：

蛤蜊100克，冬瓜50克，姜丝适量，盐适量

做法：

✣ 冬瓜洗净去皮，切成片。

✣ 热锅注水烧开，放入冬瓜，大火煮沸。

✣ 加入蛤蜊、姜丝，盖上锅盖，煮3分钟。

✣ 揭开锅盖，加入少许盐，搅拌匀即可。

养生分析：

　　冬瓜具有清热生津、解暑除烦的作用，在夏日服食尤为适宜，可以消肿而不伤正气。蛤蜊富含蛋白质、脂肪、钙、铁等成分，对肝肾阴虚、烦热盗汗、消渴有很好的食疗功效。

食悟笔记：

　　可以将蛤蜊在清水里饲养一晚，能更好地吐净泥沙。

「金平牛蒡」

功效：鲜甜微辣，提高人体免疫力

厨具：炒锅

烹饪方法：炒

分量：1～2人份

材料：

牛蒡100克，胡萝卜30克，葱丝5克，盐2克，白糖10克，清酒5毫升，酱油5毫升，食用油20毫升

做法：

✦ 牛蒡切细丝，备用；胡萝卜去皮，洗净，切细丝。

✦ 锅中注油烧热，放入牛蒡丝，中火炒2分钟。

✦ 将胡萝卜放入锅中，继续炒3分钟。

✦ 将火暂时关掉，加入白糖、清酒、酱油、盐，拌匀，再打开火，翻炒均匀后盛出，放上葱丝即可。

养生分析：

牛蒡可降血糖、降血压、疗失眠，提高人体免疫力。这道菜口感脆中带韧，味道鲜甜微辣，与清酒搭配，清香不腻。

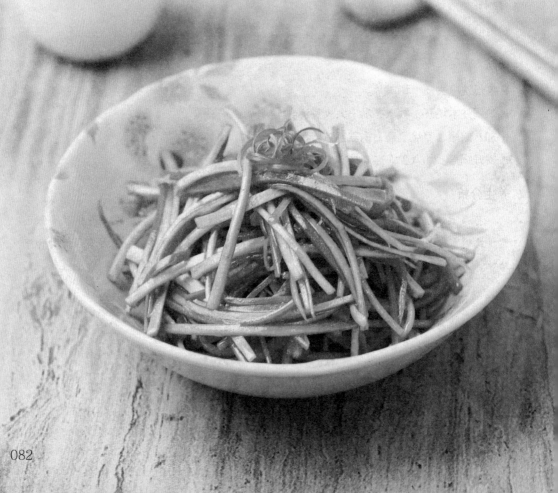

「清炖鱼汤」

厨具：电饭锅

烹饪方法：煮

分量：1~2人份

功效：营养滋补，润肠通便

材料：沙光鱼300克，豆腐75克，上海青20克，姜片10克，葱花3克，盐3克，水淀粉4毫升，料酒4毫升，食用油适量

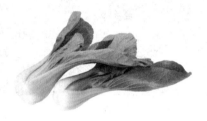

做法：

✤ 洗净的上海青切成小段；沙光鱼切片，加入盐、水淀粉，再放入姜片、食用油、料酒，搅拌匀，腌渍半小时。

✤ 备好电饭锅，倒入鱼片，注入适量清水，搅匀。

✤ 盖上锅盖，按下"功能"键，调至"靓汤"状态，时间定为30分钟，将食材煮好。

✤ 按下"取消"键，打开盖，加入豆腐、上海青，拌匀。

✤ 盖上锅盖，调至"靓汤"状态，再焖10分钟。

✤ 待煮好，按下"取消"键，打开盖，放入葱花拌匀，盛出即可。

养生分析：

上海青具有润肠通便、美容护肤等功效，沙光鱼可以暖中益气、强壮筋骨，豆腐中含有丰富的大豆卵磷脂，有健脑的功效。此汤营养滋补，清爽美味，常食对身体很好。

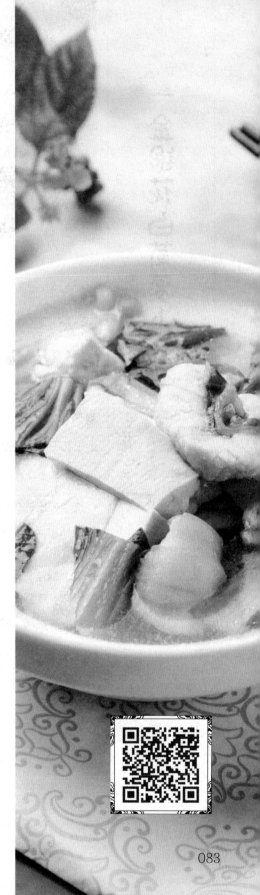

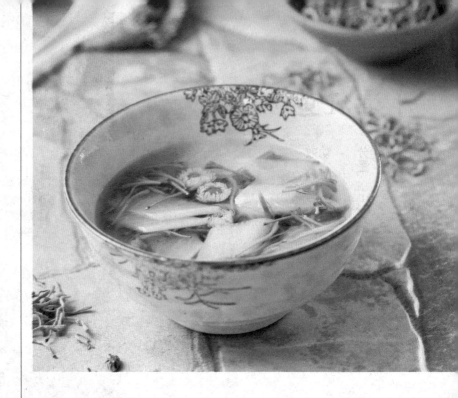

金银花白菊萝卜汤

分量： 2人份
烹饪方法： 煮
厨具： 砂锅
功效： 清热解毒，抗炎防暑

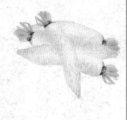

材料：

金银花8克，菊花8克，白萝卜200克，盐2克，食用油适量

做法：

✤ 洗净去皮的白萝卜切开，切成段，再切成片。

✤ 砂锅中注入适量清水烧开，倒入洗净的金银花、菊花，放入白萝卜片，搅匀。

✤ 盖上锅盖，用小火煮15分钟，至食材熟软，揭开锅盖，放入盐，搅拌均匀，煮至食材入味。

✤ 淋入食用油，略搅片刻，关火后盛出即可。

养生分析：

金银花含有挥发油、绿原酸、白果醇、黄酮类等成分，具有清热解毒、抗炎、补虚疗风等作用。夏季暑邪当令，暑多挟湿，因此，夏季防暑可多服用金银花。

食悟笔记：

如果煮的时间较长，白萝卜可以不用切太薄，以免影响口感。

「芦笋虾仁」

厨具：炒锅

烹饪方法：炒

分量：3人份

功效：清热解暑，预防心脏病

材料：芦笋120克，基围虾250克，姜末、罗勒叶各少许，盐、鸡粉、黑胡椒粉各3克，水淀粉10毫升，食用油适量

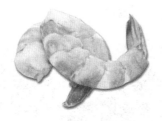

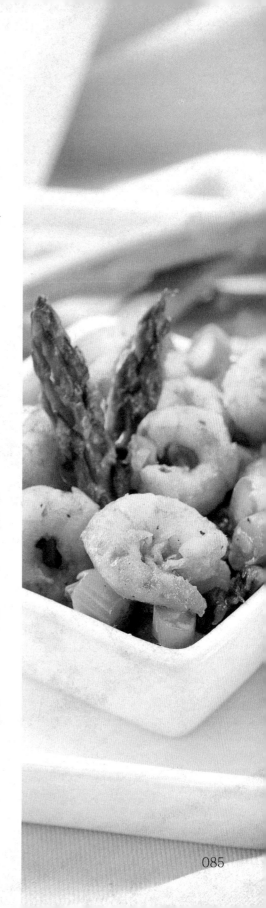

做法：

✚ 洗净去皮的芦笋切成丁；基围虾洗净，去除头尾、外壳，取虾仁；罗勒叶洗净切碎。

✚ 将虾仁装入碗中，加入1克盐、1克鸡粉、水淀粉，用手抓匀，备用。锅中注水烧开，倒入芦笋丁、虾仁，煮至变色，捞出。

✚ 锅中注入适量食用油烧热，倒入姜末爆香，放入焯好的芦笋和虾仁，炒香。

✚ 加入2克盐、2克鸡粉、黑胡椒粉炒匀，撒上罗勒叶碎炒匀即可。

养生分析：

芦笋肉质鲜嫩、爽脆可口，又有防癌抗癌、清热解暑、预防心脏病等功效，广泛受到人们的欢迎，适合夏季食用。

食悟笔记：

选购新鲜芦荟时，要选芦笋顶端鳞片包裹紧凑，似宝塔形，没有水浸状，笋身粗壮、结实的。

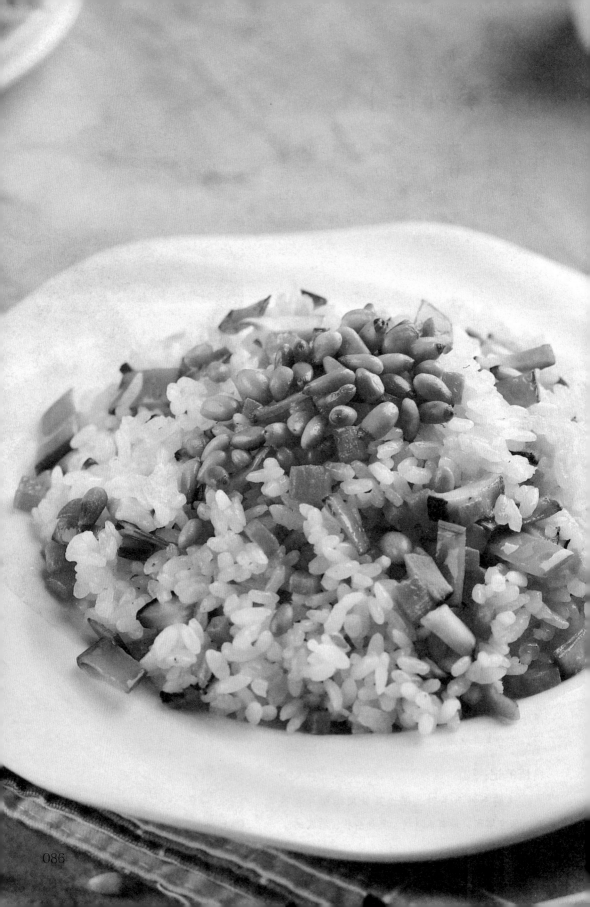

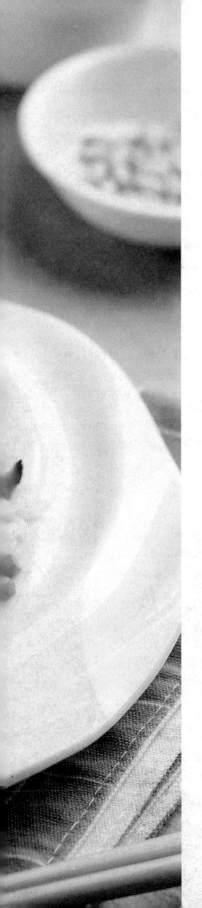

「荷香松子饭」

分量： 2人份
烹饪方法： 炒
厨具： 炒锅
功效： 健脾和中，滋润皮肤

材料： 胡萝卜100克，荷兰豆60克，松子仁30克，香菇3~4个，米饭2~3碗，花生油、生抽、盐各适量

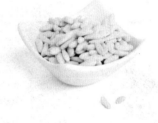

做法：

✤ 香菇泡发后，和胡萝卜、荷兰豆切粒。

✤ 热油起锅，爆香香菇、胡萝卜、荷兰豆，铲起备用。

✤ 锅中加入花生油，倒入米饭炒香，放入香菇、胡萝卜粒、荷兰豆粒，加入少许生抽、盐拌炒，起锅撒上松子仁即可。

养生分析：

　　胡萝卜有健脾和中、养肝明目的作用，而且蕴含大量的胡萝卜素，搭配健脾通便、滋润皮肤的松子仁，以及营养价值非常高的香菇、荷兰豆，整个膳食颜色好看，营养丰富。

食悟笔记：

　　炒饭的过程中可加入适量的白酒和温水，这样炒出来的米饭更加可口。

「芦笋卷心菜浓汤」

功效：预防便秘，补充微量元素

厨具：榨汁机、微波炉

烹饪方法：榨、加热

分量：1~2人份

材料：

芦笋45克，卷心菜40克，生抽3毫升，胡椒粉2克

做法：

✛ 将食材清洗干净。卷心菜切段；芦笋对半切开，再切成段。备好榨汁机，将芦笋、卷心菜倒入榨汁杯。

✛ 注入适量的凉开水，加入生抽、胡椒粉，启动机子，将食材打碎，倒入碗中。用保鲜膜将碗口盖住，放入微波炉中，关上炉门，启动机子微波1分30秒。

✛ 待时间到打开炉门，将食材取出，揭去保鲜膜即可。

养生分析：

　　芦笋含有丰富的维生素B、维生素A以及叶酸、硒等微量元素，经常食用对心脏病、高血压、水肿等病症有一定的食疗功效。卷心菜能促进消化，预防便秘。

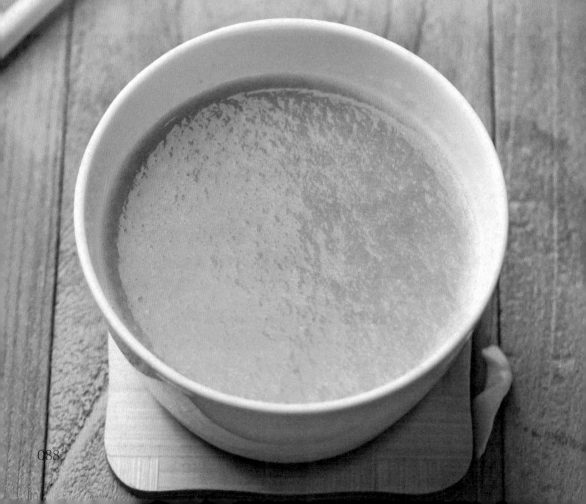

「薄荷甘草太子参茶」

厨具：砂锅

烹饪方法：煮

分量：1～2人份

功效：清凉祛热，生津止渴

材料：太子参10克，甘草4克，薄荷叶少许

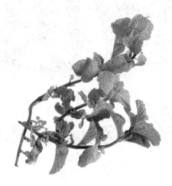

做法：

+ 砂锅中注入适量清水烧开。

+ 倒入洗净的太子参、甘草。

+ 盖上锅盖，用中火煮约15分钟，使药材有效成分析出。

+ 揭开锅盖，用小火保温，待用。

+ 取一个茶杯，放入洗净的薄荷叶，盛入煮好的药汁，泡约1分钟，至香气散出。

+ 趁热饮用即可。

养生分析：

　　薄荷清凉祛热，善于疏散外感风热；太子参具有补肺、生津的功效。对于风热感冒咳嗽或肺热咳嗽之人，饮此茶会有很好的治疗效果。

食悟笔记：

　　将薄荷叶撕碎，可以更好地析出有效成分。

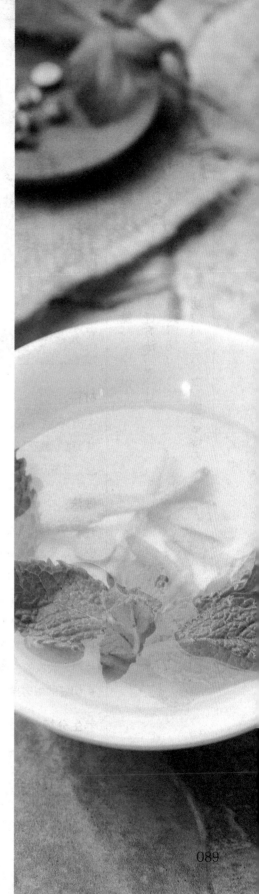

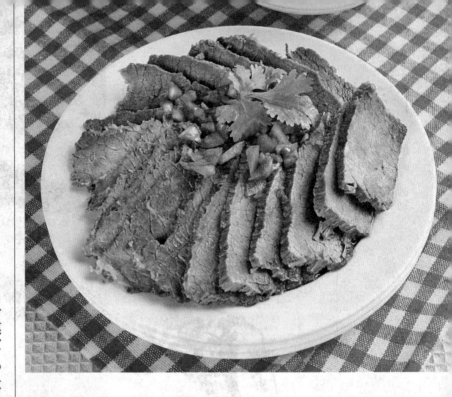

牛肉冷片

分量：1～2人份

烹饪方法：煮、拌

厨具：锅

功效：益气补血，增强免疫力

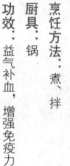

材料：

牛肉300克，花椒3克，茴香3克，桂皮3克，草果5克，干辣椒5克，姜片5克，葱花5克，蒜末5克，香叶适量，八角少许，料酒4毫升，盐3克，生抽6毫升，鸡粉3克，芝麻油3毫升，红油2毫升

做法：

✤ 锅中注入适量清水烧开，倒入牛肉，放入八角、花椒、茴香、桂皮、草果、干辣椒。

✤ 倒入料酒、盐搅拌，盖上锅盖，大火煮开后转小火焖1小时。

✤ 待时间到揭开锅盖，将牛肉夹出，放凉，再放入鸡粉，搅拌调味。

✤ 盛出锅中少许的汤汁倒入小碗中，撒上葱花。

✤ 取一个小碗，放入蒜末、生抽、鸡粉、芝麻油，再淋入红油，搅拌片刻。放凉的牛肉切成片状。

✤ 切好的牛肉摆入盘中，放上酱料、汤汁即可。

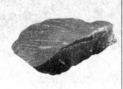

养生分析：

　　牛肉含有蛋白质、脂肪、碳水化合物等成分，具有益气补血、增强免疫力等功效。牛肉中还含有氨基酸，对生长发育中及手术后、病后调养的人有很好的作用。

「决明子菊花粥」

厨具：砂锅
烹饪方法：煮
分量：2人份

功效： 养胃解暑，清肝祛火
材料： 决明子10克，菊花10克，水发大米160克，冰糖30克

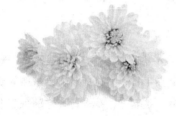

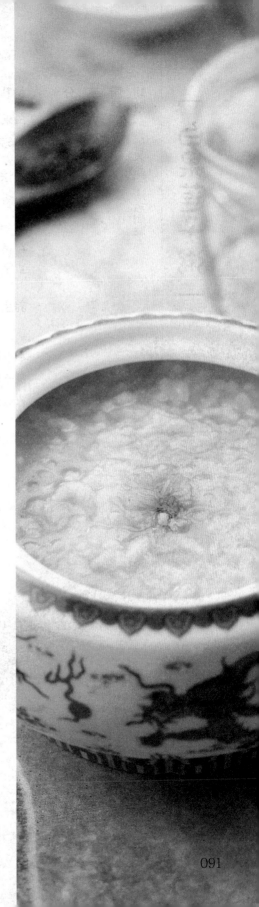

做法：

✤ 砂锅中注入适量清水烧开，倒入洗净的决明子、菊花。

✤ 盖上锅盖，用小火煮约15分钟至药材析出有效成分。

✤ 揭开锅盖，将煮好的药材捞出。

✤ 倒入洗净的大米，搅拌匀。

✤ 盖上锅盖，用小火续煮30分钟，至食材熟透。

✤ 揭开锅盖，加入适量冰糖，煮至冰糖完全溶化，盛出即可。

养生分析：

这是一道夏季药膳粥。菊花能散风清热，决明子能清泻肝火，配大米煮粥，易于人体吸收药材的营养成分，在养胃的同时，还能起到解暑的作用。

食悟笔记：

煮决明子和菊花时要多放些水，以免熬粥时水不够。

「白果莲子粥」

功效：美容养颜，清热润肺

厨具：砂锅

烹饪方法：煲

分量：1~2人份

材料：

白果30克，水发莲子30克，水发大米70克，盐3克，鸡粉3克

做法：

✤ 在备好的沸水砂锅中放入大米、白果、水发莲子，搅拌一会，盖上锅盖转小火，煲30分钟。

✤ 再放入盐、鸡粉搅拌均匀。

✤ 关火，将煮好的粥盛入备好的碗中即可。

养生分析：

　　白果果仁含有维生素C、胡萝卜素、钙、铁等微量元素，营养丰富，有益肺气、治咳喘等食疗作用，还可以滋阴养颜、抗衰老，是老幼皆宜的保健食品，搭配能够安心养神的莲子，可美容养颜，清热润肺。

「猕猴桃葡萄柚汁」

厨具：榨汁机

烹饪方法：榨

分量：1～2人份

功效：清热消暑，止渴利尿

材料：猕猴桃120克，葡萄柚40克，牛奶20毫升，酸奶10克，柠檬汁5毫升

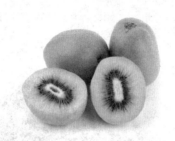

做法：

✦ 将猕猴桃、葡萄柚洗净。

✦ 将所有原料倒入榨汁机中，搅匀打碎。

✦ 将榨好的果汁倒入玻璃杯中即可。

养生分析：

葡萄柚是集预防疾病及保健与美容于一身的水果，可以调理油腻皮肤，舒缓压力及开胃、消毒。猕猴桃有帮助消化、预防便秘、止渴利尿和保护心脏的作用。此款果汁清热消暑，适合夏季食用。

食悟笔记：

可以根据自己的口味，加入适量蜂蜜，味道也很好。

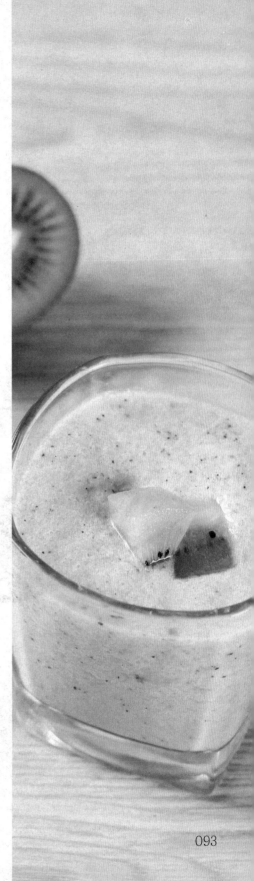

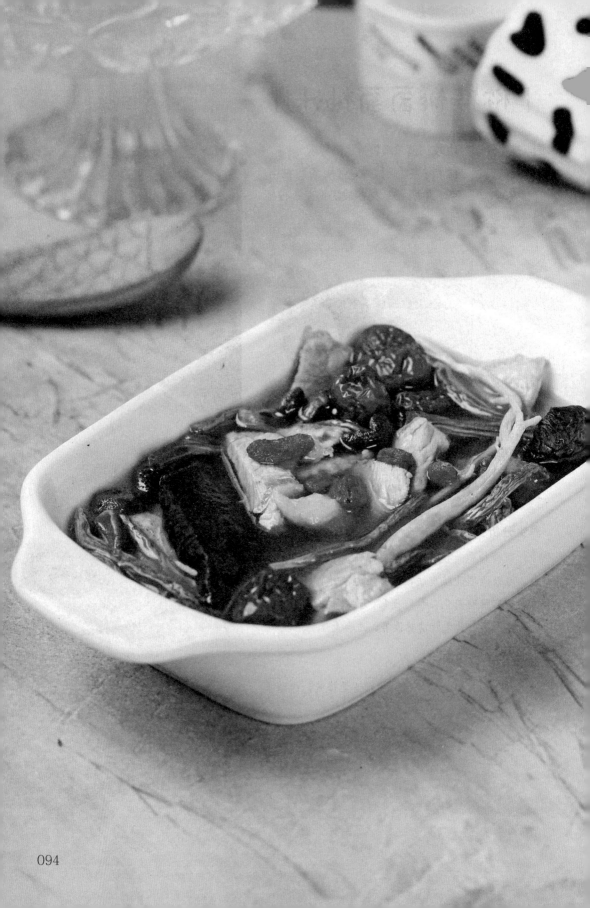

茶树菇何首乌瘦肉汤

分量： 1~2人份

烹饪方法： 汆、炖

厨具： 砂锅

功效： 养血滋阴，强健筋骨

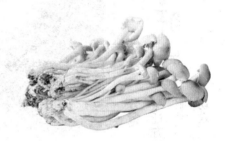

材料：

茶树菇200克，枸杞8克，何首乌、红枣各20克，党参15克，瘦肉250克，高汤适量，盐2克

做法：

+ 锅中注入适量清水烧开，倒入洗净切好的瘦肉，搅匀，煮约2分钟。
+ 关火后捞出汆煮好的瘦肉，过一下冷水，装盘备用。
+ 砂锅中注入适量高汤烧开，倒入汆煮好的肉。
+ 放入洗净的茶树菇、枸杞、何首乌、红枣、党参，搅拌均匀。
+ 盖上锅盖，用大火煮15分钟，转小火炖约3小时至食材完全熟透。
+ 揭开锅盖，放入盐，拌匀调味。
+ 关火后盛出煮好的汤料，装入碗中即可。

养生分析：

茶树菇有健肾、清热、平肝、明目等功效，还可以加速新陈代谢、降低血糖。何首乌可以养血滋阴、润肠通便，还可强筋骨、补肝肾。再搭配具有养血功能的红枣和营养丰富的瘦肉、高汤，能滋补养身、强壮筋骨。

食悟笔记：

茶树菇本身有鲜味，可以适量少放些盐。

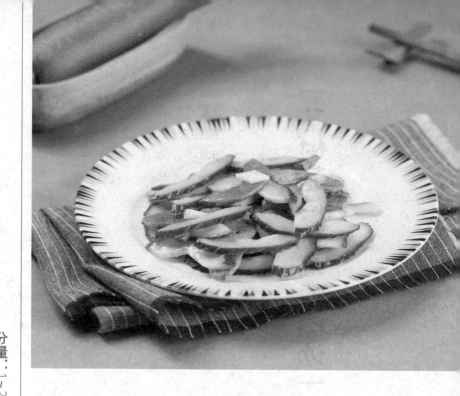

黄瓜炒猪肝

分量：1~2人份
烹饪方法：炒
厨具：炒锅
功效：补肝明目，利水消肿

材料：

猪肝80克，黄瓜100克，姜片、蒜片、胡萝卜片、葱白各少许，盐4克，白糖2克，水淀粉15毫升，蚝油、味精、料酒、芝麻油、食用油各适量

做法：

✚ 洗净的黄瓜切开，去除瓤，斜刀切成片。

✚ 洗净的猪肝切片，装碗，加盐、味精、白糖、料酒、水淀粉，腌至入味。

✚ 用油起锅，倒入姜片、蒜片、葱白，爆香。

✚ 放入猪肝，拌炒匀，倒入黄瓜片，翻炒均匀。

✚ 放入胡萝卜片，加盐、味精、白糖、蚝油，炒匀调味。

✚ 加水淀粉勾芡，淋入少许芝麻油，拌炒均匀，盛出即可。

养生分析：

　　黄瓜能祛除体内余热，具有清热解毒的作用，且能缓解夏季浮肿现象。猪肝可以补肝明目、养血，再搭配胡萝卜、葱白和各种调味料，清新美味，很适合夏季食用。

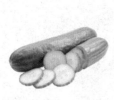

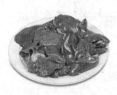

「干贝冬瓜芡实汤」

厨具： 砂锅

烹饪方法： 煮

分量： 2人份

功效： 清补祛热，消除烦躁

材料： 冬瓜125克，排骨块240克，水发芡实80克，水发干贝30克，蜜枣3颗，姜片少许，盐2克

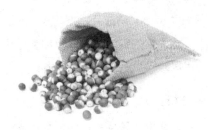

做法：

+ 洗净的冬瓜切块。

+ 锅中注入适量清水烧开，倒入洗净的排骨块，汆煮片刻，捞出排骨，沥干待用。

+ 砂锅中注入适量清水，倒入排骨块、芡实、蜜枣、干贝、姜片，拌匀。

+ 盖上锅盖，大火煮开后转小火煮30分钟至熟。

+ 揭开锅盖，放入冬瓜块，拌匀，盖上锅盖，续煮30分钟至冬瓜熟，加入盐，拌匀调味。

+ 搅拌至食材入味，关火后盛入碗中即可。

养生分析：

这道汤清补祛热，冬瓜能清热解毒、利水消痰、除烦止躁，干贝具有滋阴补肾、和胃调中的功能，芡实能益肾固精、补脾止泻。

食悟笔记：

冬瓜洗净后可以不去皮，这样煮制时可以保持块状而不至于过烂。

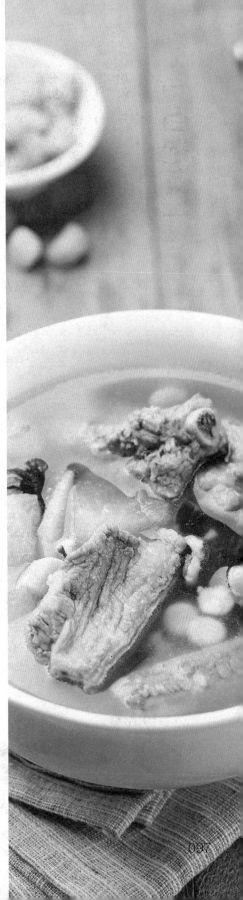

「白泡菜」

分量：1～2人份

烹饪方法：腌渍

厨具：料理机

功效：开胃消食，助消化

材料：

白菜250克，熟土豆片80克，苹果70克，胡萝卜75克，熟鸡胸肉95克，盐适量

做法：

✤ 熟鸡胸肉切碎；胡萝卜切丝；苹果切丝；取一个碗，倒入白菜、盐，拌匀腌渍20分钟。

✤ 备好料理机，倒入土豆片、鸡肉碎，注入适量凉开水，将食材打碎，倒入碗中。

✤ 将白菜捞出，切成片；把胡萝卜丝、苹果丝倒入鸡肉泥中，放入盐，拌匀；取适量的食材放在白菜叶上，卷起，用保鲜膜封好，腌渍12小时即可。

养生分析：

　　白菜可增强肠胃的蠕动，帮助消化和排泄，搭配鸡肉和蔬菜和水果一起腌渍，开胃消食，清淡美味。

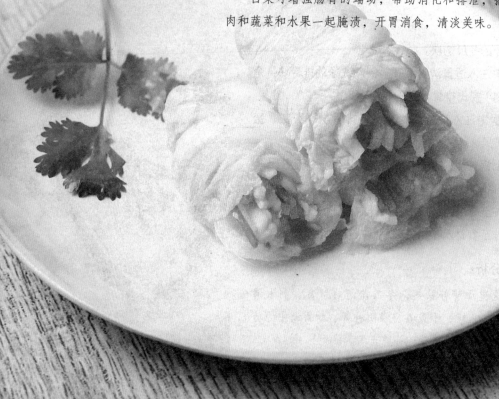

「清炒西蓝花」

厨具：炒锅

烹饪方法：炒

分量：1~2人份

功效： 解毒消食，增强免疫力

材料： 西蓝花300克，盐3克，味精、鸡粉各2克，水淀粉、食用油各适量

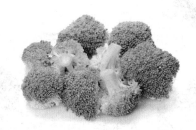

做法：

✤ 将洗净的西蓝花切小朵。

✤ 锅中注入适量清水烧开，放入少许食用油、盐。

✤ 倒入切好的西蓝花，搅拌匀，焯煮约2分钟至食材断生，再捞出煮好的西蓝花，沥干水分，待用。

✤ 用油起锅，倒入焯煮过的西蓝花。

✤ 淋入少许料酒，加入适量盐、味精、鸡粉，炒匀调味。再倒入少许水淀粉，用中火炒匀。

✤ 关火后盛出炒好的食材，装入盘中即成。

养生分析：

　　西蓝花营养丰富、全面，含有蛋白质、维生素C、胡萝卜素及钙、磷、铁、钾、锌、锰等营养物质，能增强肝脏的解毒能力，提高机体免疫力。这道菜清淡素雅，适合夏季食用。

食悟笔记：

　　西蓝花切好后可放入淡盐水中泡一会儿，能改善成品的口感。

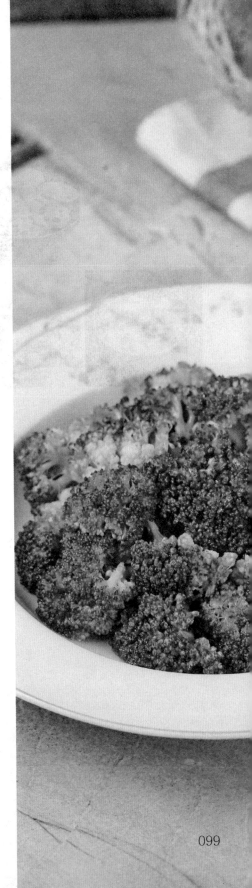

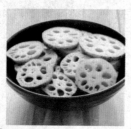

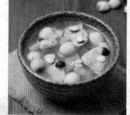

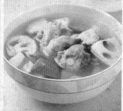

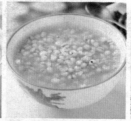

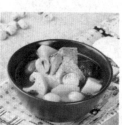

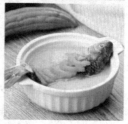

小暑

——劳逸结合，清热消暑

「小暑」为夏季第五个节气，古人认为，这时天气已热，但尚未达到极点，故名为小暑，即小热。小暑养生当以防暑避暑为主，要避免烈日下做剧烈运动而伤津耗气，也要避免整日处于空调环境下或出汗后直接吹空调，受到风寒湿等邪气的侵害。饮食宜摄取性味甘凉、清热祛湿之品，辅以健脾之物固护脾胃，如冬瓜、南瓜、莲子、玉米等。

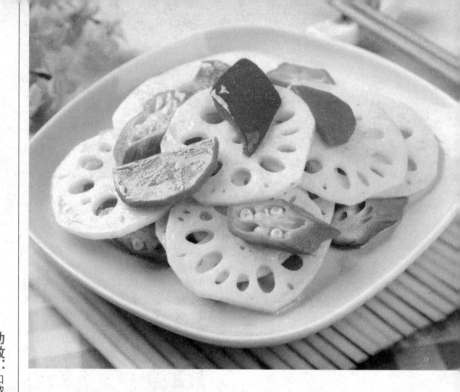

莲藕炒秋葵

功效：口感爽滑，健胃促消化

分量：3人份

烹饪方法：焯、炒

厨具：炒锅

材料：

去皮莲藕250克，去皮胡萝卜150克，秋葵50克，红彩椒10克，盐2克，鸡粉1克，食用油5毫升

做法：

✤ 将所有的食材清洗干净。胡萝卜、莲藕切片；红彩椒、秋葵斜刀切片。

✤ 锅中注水烧开，加入油、1克盐，拌匀，倒入切好的胡萝卜、莲藕，拌匀。

✤ 放入切好的红彩椒、秋葵，拌匀，焯约2分钟至食材断生，捞出焯好的食材，沥干水，装盘待用。

✤ 用油起锅，倒入焯好的食材翻炒均匀，加入1克盐、鸡粉，炒匀。

✤ 关火后盛出炒好的菜肴，装盘即可。

养生分析：

　　秋葵口感爽滑，可促进胃肠蠕动，有益于消化。莲藕爽脆可口、健胃开脾。这道菜很下饭，适合夏天食用。

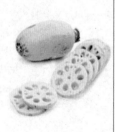

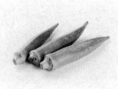

「蒜香豆角」

厨具：炒锅
烹饪方法：炒
分量：3人份

功效：解渴健脾，益气生津
材料：豆角250克，大蒜3瓣，盐、鸡粉各2克，芝麻油5毫升，食用油适量

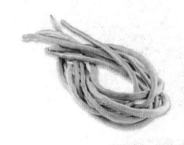

做法：

✦ 洗净的豆角切去两端，再切成段；去皮的大蒜洗净，切成薄片。

✦ 锅中注水大火烧开，倒入处理好的豆角。

✦ 焯2分钟，捞出豆角，沥干水分，备用。

✦ 用油起锅，倒入大蒜片，爆香，加入豆角，炒至熟软。

✦ 加入盐、鸡粉，炒至入味，出锅前淋入芝麻油拌匀调味即可。

养生分析：

　　豆角是夏季盛产的蔬菜，有宁神清脑、解渴健脾、益气生津、补肾益胃等功效。搭配上大蒜，这道菜有浓浓的清香蒜味，十分开胃可口，令人食欲大增。

食悟笔记：

　　可以根据自己的口味添加大蒜的用量。

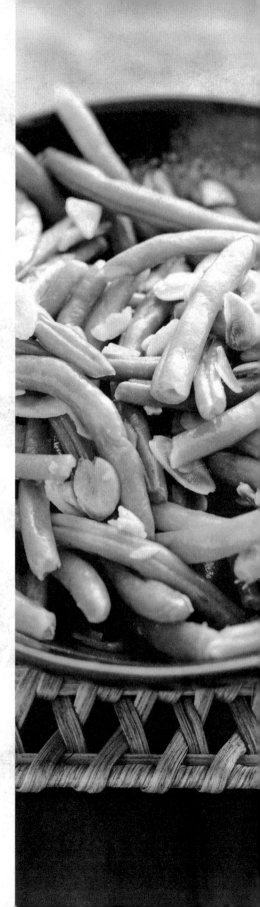

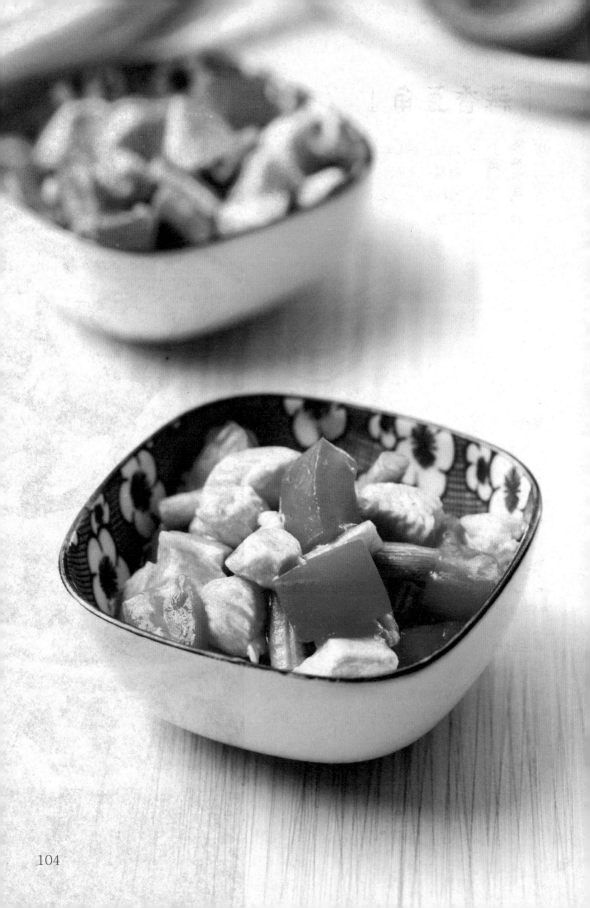

茄汁豆角焖鸡丁

分量： 3人份
烹饪方法： 炒
厨具： 炒锅
功效： 补肾健脾

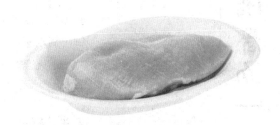

材料：

鸡胸肉270克，豆角180克，西红柿50克，蒜末、葱段各少许，盐、白糖、番茄酱、水淀粉、食用油各适量

做法：

+ 洗净的西红柿切成丁；洗好的鸡胸肉切成丁，豆角清洗干净后切成小段。
+ 锅中注水烧开放入豆角，焯水，捞出沥干。
+ 用油起锅，倒入鸡肉丁炒至变色，放入蒜末、葱段炒均匀，倒入豆角、西红柿炒软。
+ 放番茄酱、白糖、盐炒匀，倒入水淀粉炒匀，装盘即可。

养生分析：

鸡肉能增强免疫力、强壮身体、补中益气，豆角可帮助消化、增进食欲，再加上西红柿，非常开胃下饭。

食悟笔记：

可以根据自己的口味，在出锅时加入适量的香菜，也非常美味。

莲藕菱角排骨汤

功效：养脾开胃，健力益气

厨具：砂锅

烹饪方法：煮

分量：1~2人份

材料：

排骨300克，莲藕150克，菱角30克，胡萝卜80克，姜片少许，盐2克，鸡粉3克，胡椒粉适量，料酒适量

做法：

✤ 材料洗净。菱角去壳，对半切开；胡萝卜、莲藕去皮，切块。锅中注水烧开，倒入排骨块，淋入料酒，捞出备用。

✤ 砂锅中注水烧开，放入排骨、适量料酒，大火煮15分钟，倒入莲藕、胡萝卜、菱角，小火煮5分钟，再放入姜片，小火续煮25分钟。

✤ 加盐、鸡粉、胡椒粉，拌匀，关火后盛出即可。

养生分析：

　　莲藕能益气补血、健脾开胃，菱角能补脾胃、健力益气，再配上排骨熬煮，营养丰富，可以开胃健体。

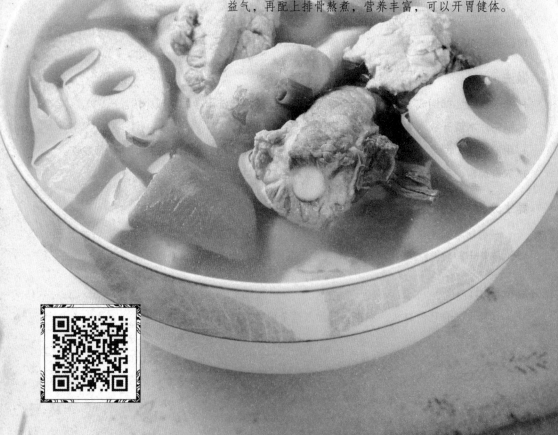

「橄榄油芝麻苋菜」

厨具：炒锅

烹饪方法：煮

分量：1~2人份

功效：清热润肠，养血补气

材料：苋菜200克，高汤250毫升，熟芝麻少许，蒜片少许，盐2克，橄榄油少许

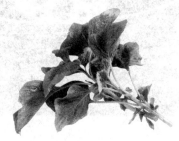

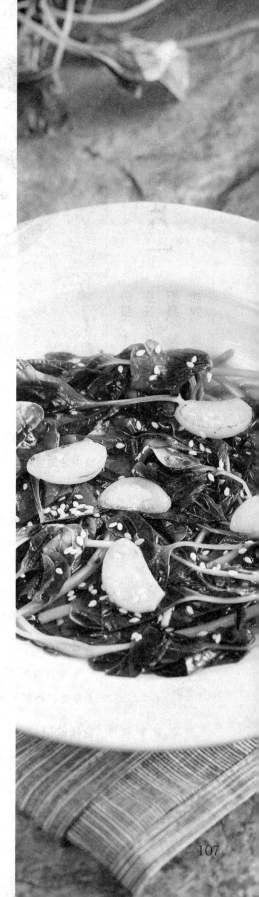

做法：

✤ 锅中注水烧开，倒入苋菜拌匀，煮至变软，捞出沥干水分，待用。

✤ 锅置火上，倒入少许橄榄油，放入蒜片，爆香，注入高汤，用大火略煮一会儿。

✤ 加入盐，拌匀，煮至沸腾，撒上熟芝麻，拌匀，调成味汁。

✤ 关火后盛出味汁，浇在苋菜上即可。

养生分析：

　　苋菜本身软滑味浓，入口甘香，具有补气、明目、利大小肠、润肠胃、清热等功效，搭配有益生发、养血功效的芝麻和营养十足的高汤，在清新中又不失营养，有很好的滋补功效，很适合炎热的夏季食用。

食悟笔记：

　　若喜欢比较辣的口味，可以在熬汁的时候添加些辣椒。

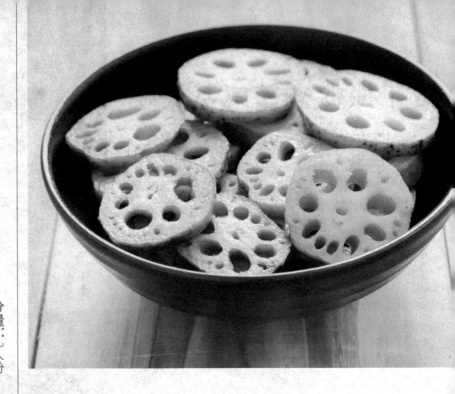

「干煸藕片」

分量：3人份

烹饪方法：炒

厨具：炒锅

功效：清热祛暑，健脾开胃

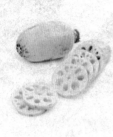

材料：

莲藕230克，姜片、蒜头各少许，盐2克，鸡粉少许，腐乳汁5毫升，食用油适量

做法：

✤ 将洗净的莲藕切成片。

✤ 用油起锅，倒入姜片、蒜头爆香。

✤ 倒入藕片炒匀，加入盐、鸡粉，炒匀调味，至断生。

✤ 淋入腐乳汁，拌炒至着色均匀。

✤ 盛出炒好的藕片即可。

养生分析：

　　莲藕微甜而脆，具有健脾开胃、养心安神、补血益气等功效，是夏季良好的消暑清热食物，多吃对身体好。

食悟笔记：

　　莲藕片要切薄，炒出水分就可以了。

「牛奶鸡蛋核桃糊」

厨具：炒锅

烹饪方法：煮

分量：2人份

功效： 补肾益精，滋阴润燥

材料： 牛奶500毫升，鸡蛋2个，核桃肉100克，红糖适量

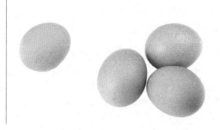

做法：

✦ 核桃肉放入搅拌机中，加少量温开水打碎备用。

✦ 牛奶倒入锅内煮沸，放入核桃肉煮15分钟，熄火，打入鸡蛋拌匀，加入红糖调味即可。

养生分析：

核桃味甘、性温，能补肾益精健脑。鸡蛋味甘，能滋阴润燥，且卵磷脂丰富，可以补脑益智。牛奶味甘，性微寒，具有补虚损、益肺胃、生津液的功效。这道膳食营养丰富，煮成粥后更容易消化吸收，特别适合老人、儿童以及经常用脑的人群食用。

食悟笔记：

对牛奶过敏者慎食；喝牛奶容易腹泻的可用舒化奶代替。

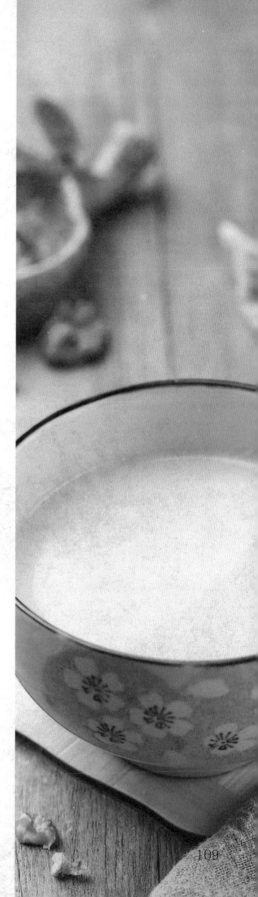

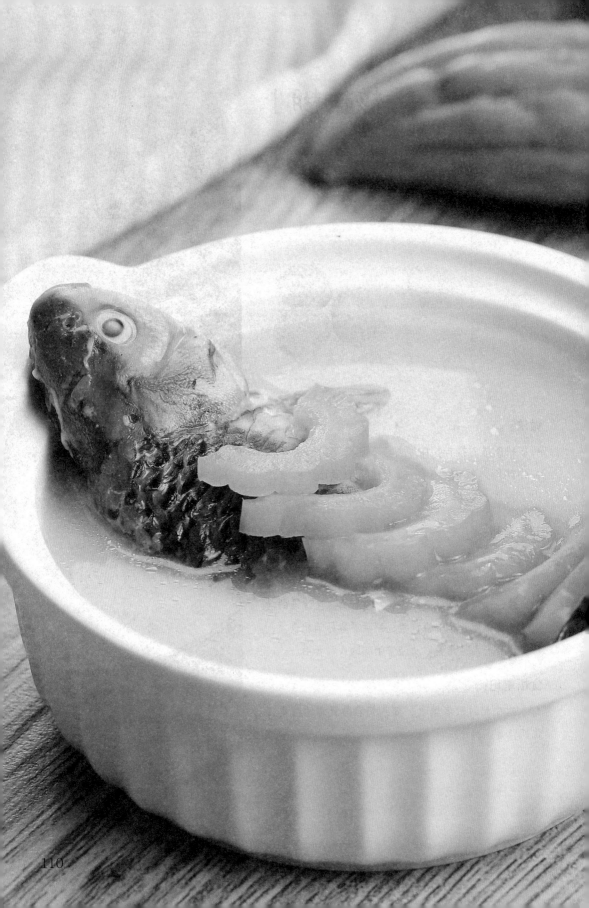

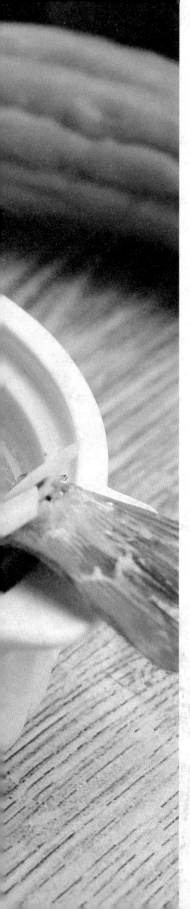

「鲫鱼苦瓜汤」

分量： 1~2人份

烹饪方法： 煎、煮

厨具： 炒锅

功效： 健脾利湿，降热解乏

材料： 净鲫鱼400克，苦瓜150克，姜片少许，盐2克，鸡粉少许，料酒3毫升，食用油适量

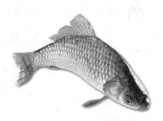

做法：

✛ 将洗净的苦瓜对半切开，去瓤，再切成片，待用。

✛ 用油起锅，爆香姜片，放入鲫鱼，小火煎出焦香味，翻转鱼身，用小火煎至两面断生。

✛ 淋上料酒，注入适量清水，加入鸡粉、盐，放入苦瓜片。

✛ 盖上锅盖，用大火煮约4分钟，至食材熟透。

✛ 揭开锅盖，盛出放在碗中即可。

养生分析：

鲫鱼营养价值很高，可以和中开胃、健脾利湿、活血通络、温中下气，苦瓜能降热解乏、清心明目，此汤很适合夏季消暑。

食悟笔记：

煎鲫鱼时，可以适量多放一点油，这样可以避免将鱼肉煎老了。

「生菜冬瓜鲜虾汤」

功效：清热开胃，补充水分

厨具：炒锅

烹饪方法：炒、煮

分量：1~2人份

材料：

生菜300克，鲜虾10只，冬瓜100克，姜末5克，葱花5克，蒜末5克，盐2克，料酒2毫升，食用油15毫升

做法：

✿ 将虾洗净开背，取出虾线，再冲洗干净；冬瓜洗净去皮，切成片；生菜叶洗净，待用。

✿ 将虾放入碗中，加入少许盐、料酒腌渍一会儿。

✿ 热锅注入少许食用油，加入蒜末、姜末爆香。

✿ 倒入冬瓜片煸炒，注入适量清水煮沸，倒入鲜虾，煮至虾肉变红，加少许盐，煮至入味，盛出，撒上葱花即可。

养生分析：

　　冬瓜水分充足，可防止皮肤枯燥，生菜有清热提神、清肝利胆及养胃的功效，鲜虾能益气补阳、开胃化痰。此汤鲜美，营养丰富，清热开胃。

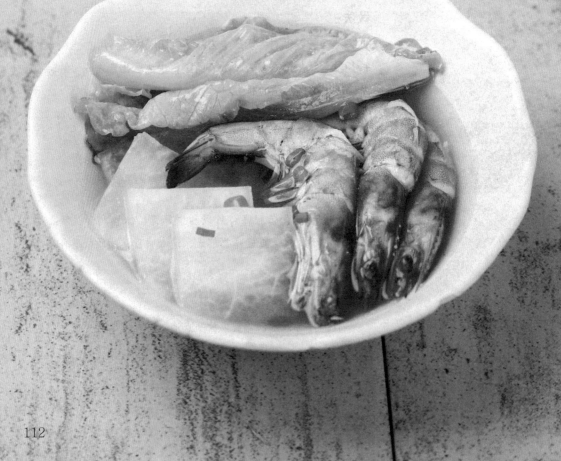

「三鲜苦瓜汤」

厨具：炒锅

烹饪方法：焯、炒

分量：1~2人份

功效：通肠排便，消解油腻

材料：苦瓜300克，鲜香菇、冬笋各100克，盐、鲜汤、鸡粉、食用油各适量

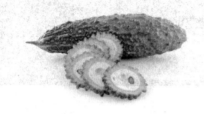

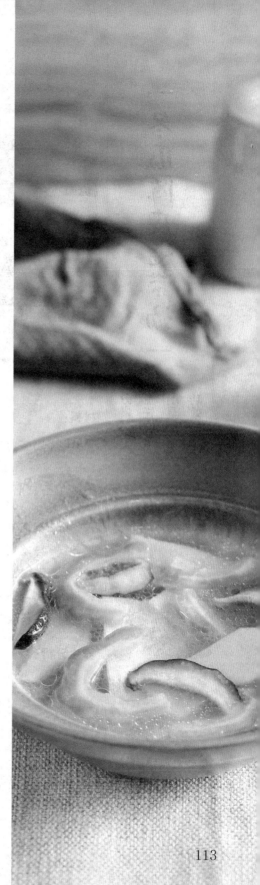

做法：

✤ 将苦瓜洗净去瓜瓤，切成薄片，放入沸水锅中焯烫，捞出放凉水中浸凉。

✤ 将鲜香菇洗净去蒂，冬笋洗净去壳，切成薄片。

✤ 炒锅注入食用油烧热，放入苦瓜片略炒，添入鲜汤煮开。

✤ 加入冬笋片、香菇片煮至酥软，撒入盐、鸡粉调味，起锅倒入汤碗即可。

养生功效：

竹笋具有滋阴凉血、和中润肠、清热化痰、解渴除烦、清热益气、消食的功效，还可开胃健脾、宽肠利膈、通肠排便、消解油腻。搭配清热解毒、养血滋肝的苦瓜，很适合夏季食用。

食悟笔记：

苦瓜性寒，多食易伤脾胃，因此，脾虚胃寒者不应多吃。

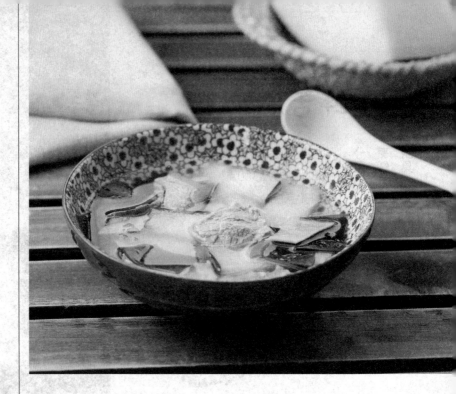

「冬瓜陈皮海带汤」

功效：除烦止渴，理气健脾

厨具：砂锅

烹饪方法：炖

分量：3人份

材料：

冬瓜100克，海带50克，猪瘦肉100克，陈皮5克，姜片少许，盐2克，鸡粉2克，料酒适量

做法：

+ 冬瓜去皮洗净，切小块；海带洗净切小块；瘦肉洗净切丁。
+ 砂锅中注水烧开，放入陈皮、姜片，放入瘦肉，倒入海带、料酒，搅匀，盖上锅盖，烧开后用小火炖至食材熟软。
+ 将冬瓜倒入锅中搅匀，盖上锅盖，用小火炖至全部食材熟透。
+ 将盐、鸡粉放入锅中，搅匀调味后盛出即可。

养生分析：

陈皮性温、味辛，具有理气健脾、燥湿化痰等功效，对喉咙有保护作用。搭配能清热利水、除烦止渴的冬瓜和利尿消肿的海带，可以使整个膳食不过于寒凉，适合食用。

食悟笔记：

海带烹饪前应用清水浸泡一会儿，再清洗干净，以去除杂质。

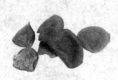

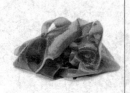

「土豆洋葱沙拉」

厨具： 炒锅

烹饪方法： 炒、拌

分量： 1~2人份

功效： 开胃消食，通便排毒

材料： 土豆200克，白皮洋葱100克，葱10克，橄榄油10毫升，盐2克，香醋少许，红糖3克，蛋黄酱10克，柠檬汁适量，黑胡椒碎少许

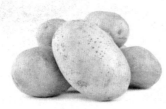

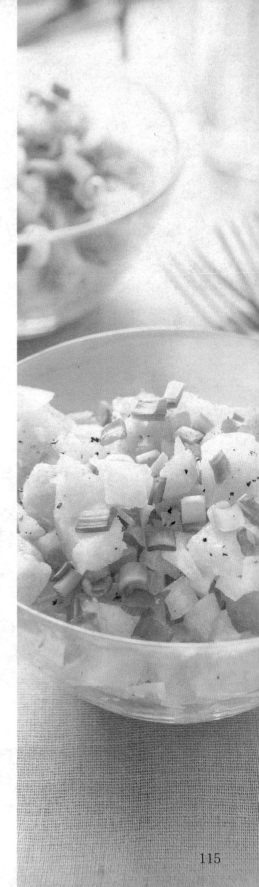

做法：

+ 将洋葱切成小丁，葱切成末待用。
+ 锅中倒入橄榄油烧热，下入白皮洋葱丁翻炒，加入香醋、红糖搅拌至金黄色，起锅备用。
+ 土豆连皮入锅中煮熟后取出去皮，切成小块。
+ 把白皮洋葱丁和土豆块混合，加入蛋黄酱、柠檬汁、盐、黑胡椒碎搅拌均匀。
+ 最后撒上葱末即成。

养生分析：

洋葱具有促进食欲、防癌抗癌、增强免疫力等功效，土豆能促进胃肠蠕动、通便排毒。本道菜可开胃，促进食欲。

食悟笔记：

可以根据自己的口味，放入适量的香菜，也很美味。

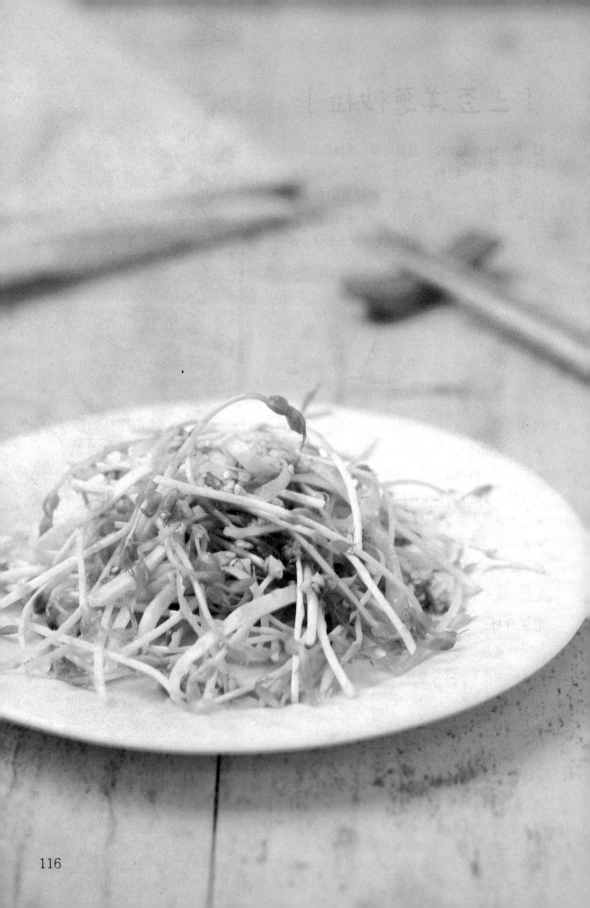

凉拌豌豆苗

分量： 1~2人份

烹饪方法： 煎、凉拌

厨具： 煎锅、碗

功效： 抗菌消炎，增强机体免疫力

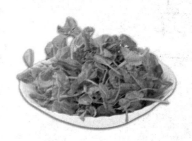

材料：

豌豆苗200克，鸡蛋1个，蒜末20克，熟白芝麻10克，盐2克，白糖2克，米醋3毫升，芝麻油5毫升，辣椒油3毫升，食用油15毫升

做法：

+ 将豌豆苗洗净，切去根。鸡蛋打散，搅拌均匀。
+ 蒜末装碗，加入米醋、盐，再加入白糖、芝麻油、辣椒油，拌匀调成料汁。
+ 锅中注水，下入豌豆苗，焯水至刚刚变软，捞出过凉水，沥干后装碗。
+ 煎锅中加入食用油烧热，倒入拌好的蛋液煎成蛋皮。
+ 将煎好的蛋皮切成丝，放入装豌豆苗的碗中。
+ 再加入拌好的料汁，撒上熟白芝麻，搅拌均匀，装盘即可。

养生分析：

豌豆苗有抗菌消炎、促进新陈代谢、提高身体免疫力的功能，凉拌口味清新，可口开胃，适合夏季食用。

食悟笔记：

豌豆苗的口感很重要，焯水的时间要控制好，一般在10秒以内即可。

「菠萝炒木耳」

功效：解暑止渴，养颜美容

厨具：炒锅

烹饪方法：炒

分量：1～2人份

材料：

菠萝肉250克，黑木耳25克，枸杞适量，盐2克，水淀粉、食用油各适量

做法：

✛ 黑木耳用冷水泡发，撕成小片。菠萝肉洗净，用盐水浸泡切片。枸杞洗净略泡。

✛ 炒锅注油烧热，下黑木耳片、菠萝片同炒，再放入枸杞、适量清水略烧。

✛ 撒入盐调味，用水淀粉勾芡，炒匀即可。

营养功效：

木耳能益气强身、养血驻颜，令人肌肤红润，还可以疏通肠胃、润滑肠道。菠萝能够解暑止渴、消泻。这道菜清热去火，很适合夏季食用。

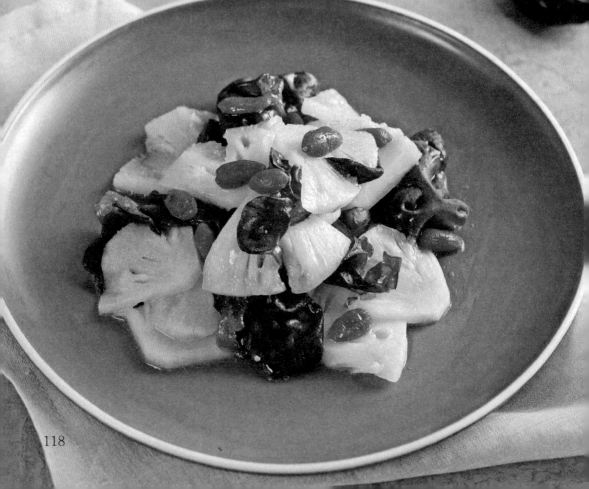

「荷叶藿香薏米粥」

厨具：砂锅

烹饪方法：煮

分量：1～2人份

功效：健脾益气，清热利湿

材料：荷叶碎5克，藿香10克，水发薏米250克

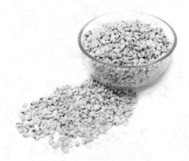

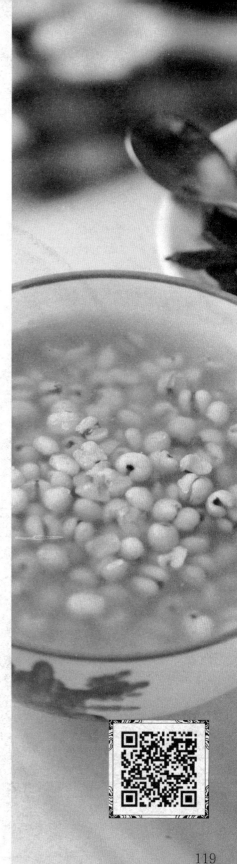

做法：

✛ 砂锅中注入清水烧热，倒入备好的荷叶、藿香。

✛ 煮30分钟至其析出有效成分，将药材捞干净。

✛ 倒入洗好的薏米，拌匀。

✛ 续煮1小时至其熟透，拌匀，将煮好的薏米粥盛出，装入碗中即可。

养生功效：

薏米含有膳食纤维、糖类、蛋白质、B族维生素等营养成分，能美容养颜、促进新陈代谢、清热利湿。荷叶具有消暑利湿、健脾升阳、散瘀止血的功效。藿香有杀菌、健脾益气、解暑祛湿的功效。

食悟笔记：

薏米不易煮熟，因此，可以多泡一段时间。

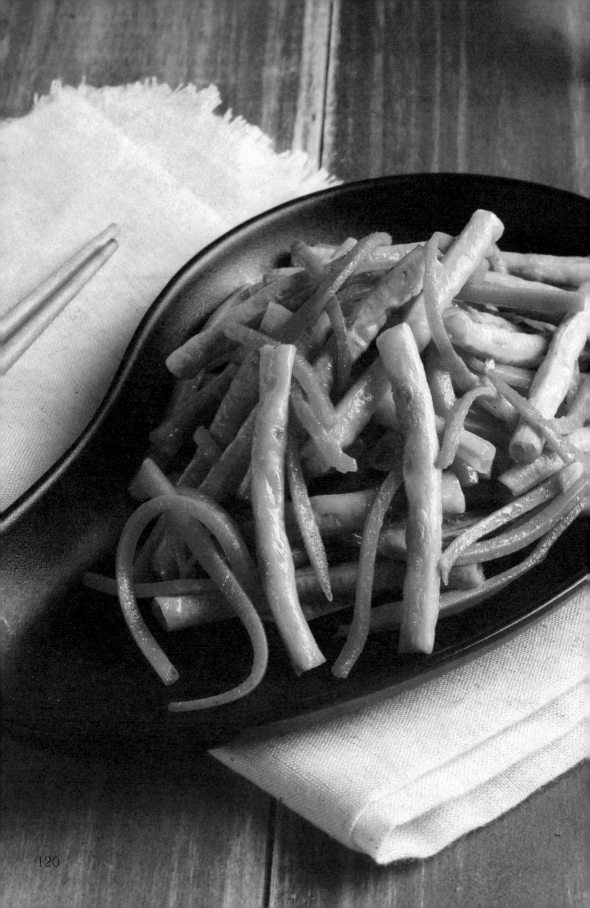

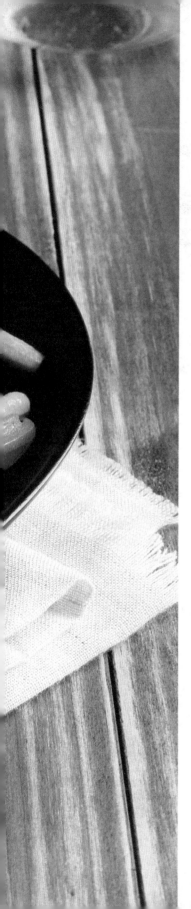

「胡萝卜嫩炒长豆角」

分量： 1~2人份

烹饪方法： 炒、煮

厨具： 锅

功效： 健脾和胃，润肠通便

材料： 长豆角130克，去皮胡萝卜100克，白葡萄酒3毫升，盐3克，白胡椒粉3克，椰子油5毫升

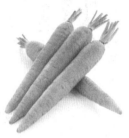

做法：

+ 洗净的胡萝卜修整齐后切片，再切成丝。
+ 洗净的长豆角拦腰切断，切去尾部，改切成等长段。
+ 热锅注入椰子油烧热。
+ 倒入胡萝卜、长豆角，炒匀。
+ 注入适量的清水，拌匀，煮至沸腾。
+ 加入白葡萄酒、盐、白胡椒粉。
+ 充分拌匀至入味，关火后将炒好的菜肴盛入盘中即可。

养生分析：

　　胡萝卜素有"小人参"之称，能够防止血管硬化，降低血压及减少心脏病，还能益肝明目、润肠通便。豆角是一种营养价值较高的蔬菜，有健脾、和胃的作用，还能够补肾，加强肠胃蠕动，防止便秘。这道菜清爽美味，很适合夏季食用。

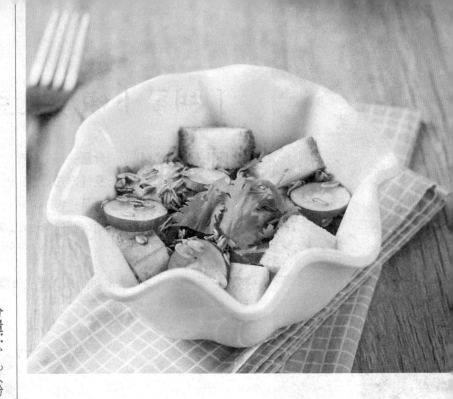

「燕麦沙拉」

分量：1～2人份

烹饪方法：炒、拌

厨具：炒锅、碗

功效：利尿止泻，润肠通便

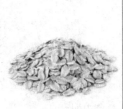

材料：

燕麦50克，樱桃萝卜20克，面包块50克，香菜5克，盐、酱油、醋各少许，沙拉酱10克

做法：

✛ 樱桃萝卜洗净切片；香菜洗净切段。

✛ 燕麦放入锅里，炒熟。

✛ 取一干净的碗，放入燕麦、樱桃萝卜和面包块。

✛ 加入沙拉酱、盐、酱油、醋，拌匀，点缀上香菜即可。

养生分析：

　　燕麦可以预防和控制肥胖症、糖尿病，还可以清理肠道垃圾。樱桃萝卜外形小巧玲珑，有祛痰、消积、定喘、利尿、止泻等药用功效。

食物笔记：

　　可依个人口味添加酱油、醋的量。

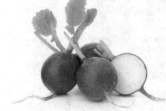

「黑芝麻拌莲藕石花菜」

厨具：炒锅、碗

烹饪方法：汆、拌

分量：1~2人份

功效：清热解毒，开胃消食

材料：去皮莲藕180克，水发石花菜50克，熟黑芝麻5克，生抽5毫升，椰子油10毫升，味淋5毫升

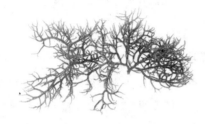

做法：

+ 莲藕洗净切片，浸泡在水中，去除多余淀粉。

+ 泡好的石花菜切碎。

+ 锅中注水烧开，倒入沥干水分的莲藕片，汆烫约半分钟。

+ 倒入切好的石花菜，汆烫约半分钟至食材断生。

+ 捞出汆烫好的莲藕片和石花菜，浸泡在凉开水中降温。

+ 将莲藕片和石花菜沥干水分，装碗。

+ 在碗中加入椰子油、生抽、味淋、黑芝麻，搅拌均匀，装碗即可。

养生分析：

　　石花菜含有多种藻蛋白，还含有胡萝卜素、钾、铁、碘、磷等营养成分，具有防暑、解毒、清热等作用。由肺热引起的咳嗽有痰，可以食用石花菜。这道黑芝麻拌莲藕石花菜口感脆爽，咸香可口，吃起来相当开胃！

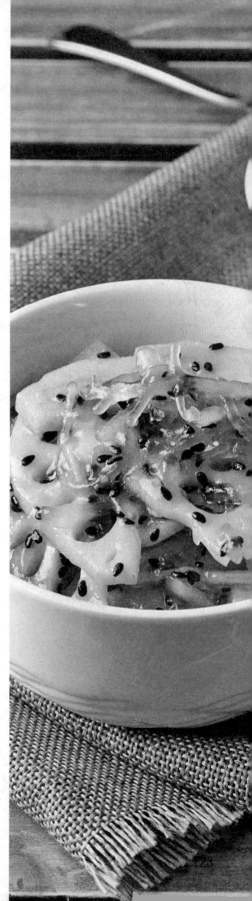

「菠萝香蕉黄瓜汁」

功效：清热润肺，止烦渴

厨具：料理机

烹饪方法：榨

分量：1~2人份

材料：

黄瓜20克，菠萝90克，香蕉30克，牛奶80毫升，柠檬汁5毫升

做法：

✤ 备好料理机，倒入备好的黄瓜。

✤ 再倒入冰冻菠萝、香蕉。

✤ 加入牛奶、柠檬汁。

✤ 打开料理机开关，将食材打碎，搅拌均匀，装入杯中即可。

营养功效：

香蕉具有较高的药用价值，能够为人体提供丰富的钾，具有清肠胃、治便秘、清热润肺等功效。菠萝能够解暑止渴、益气祛湿、养颜瘦身。再搭配清热祛火的黄瓜，很适合夏季食用。

「虾酱生菜」

厨具：炒锅

烹饪方法：炒

分量：1～2人份

功效：改善肠胃功能，提高人体免疫力

材料：虾酱10克，红椒20克，生菜130克，食用油适量，盐3克

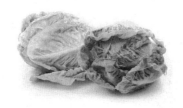

做法：

+ 热锅注油，倒入虾酱、红椒圈、生菜翻炒匀。
+ 加入盐，炒匀入味，时间约2分钟。
+ 将炒好的食材盛入备好的盘中即可。

养生分析：

　　生菜可以促进血液循环、改善肠胃功能，还能提高人体的免疫力。虾酱含有蛋白质、钙、铁、硒、维生素A等营养元素，对人体颇为有益。这道菜开胃消食，适合夏季食用。

食悟笔记：

　　一般虾酱有咸度，所以炒这道菜时可以不用或少放盐。

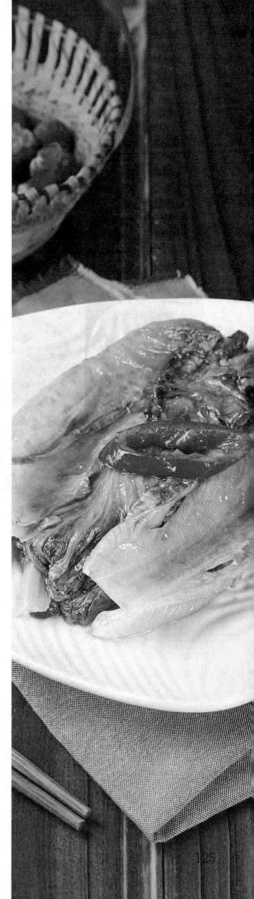

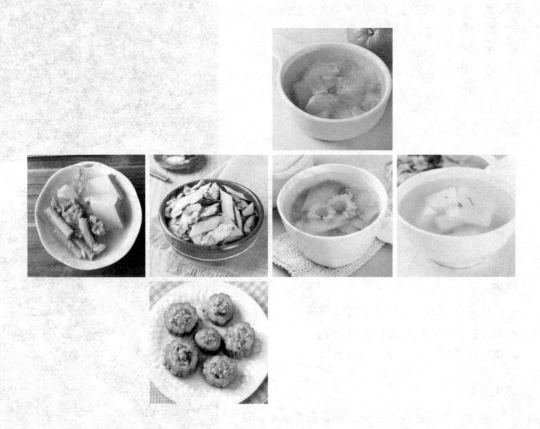

大暑

—— 益气养阴，防暑不松懈

『大暑』是夏季的最后一个节气，也是一年中最热的时候，这个时期要注意防暑降温，避免烈日曝晒，高温天气尽量减少外出。保持心情平静，避免大怒。大暑天气炎热，出汗较多，容易耗气伤阴，要及时补充水分，可以吃一些益气养阴且清淡的食物以增强体质，如冬瓜、牛奶、薏米、莲子、木耳、豆浆等。

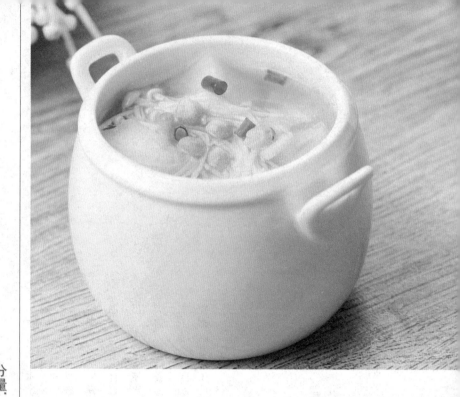

金针菇冬瓜汤

分量：1～2人份

烹饪方法：煮

厨具：砂锅

功效：养颜美容，清热利尿

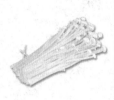

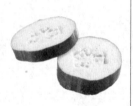

材料：

金针菇80克，冬瓜块100克，玉米粒30克，姜片、葱花各少许，盐3克，鸡粉3克，胡椒粉2克，食用油适量

做法：

+ 砂锅中注水烧开，淋入适量食用油。
+ 加盐、鸡粉，拌匀调味。
+ 放入洗净的冬瓜块、姜片，搅匀，盖上锅盖，煮约2分钟至七成熟。
+ 再放入洗净的金针菇、玉米粒拌匀，盖上锅盖，煮约7分钟至熟。
+ 打开锅盖，加胡椒粉，拌煮片刻至食材入味。
+ 关火后盛出煮好的汤料，撒上葱花即可。

养生分析：

冬瓜是解热利尿的日常食物，闷热的夏节多喝些冬瓜汤，不但可以清热利水，还可以去除体内脂肪。

食悟笔记：

金针菇洗净后宜切去根部再煮，这样可保证良好的口感。

「芹菜胡萝卜酸奶浓汤」

厨具：榨汁机、微波炉

烹饪方法：榨、加热

分量：2人份

功效：养肝明目，健胃消食

材料：芹菜50克，胡萝卜40克，原味酸奶120克，盐适量

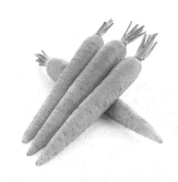

做法：

✤ 将所有食材清洗干净。芹菜切成小段，胡萝卜削皮切丁。

✤ 备好榨汁机，将胡萝卜、芹菜倒入榨汁杯，加入原味酸奶、盐、胡椒粉。

✤ 盖上锅盖，将榨汁杯装在底座上，启动机子。

✤ 待食材打碎，将榨好的食材倒入碗中，用保鲜膜将碗口盖住。

✤ 备好微波炉，打开炉门，将食材放入，关上炉门，设定"微波"模式，时间1分30秒，启动机器。

✤ 待时间到打开炉门，取出，揭去保鲜膜即可。

养生分析：

　　胡萝卜含有蛋白质、蔗糖、葡萄糖、淀粉、胡萝卜素等成分，具有增强免疫力、养肝明目、健胃消食等功效。

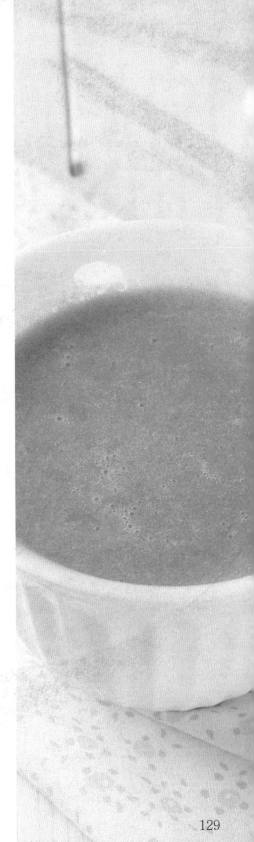

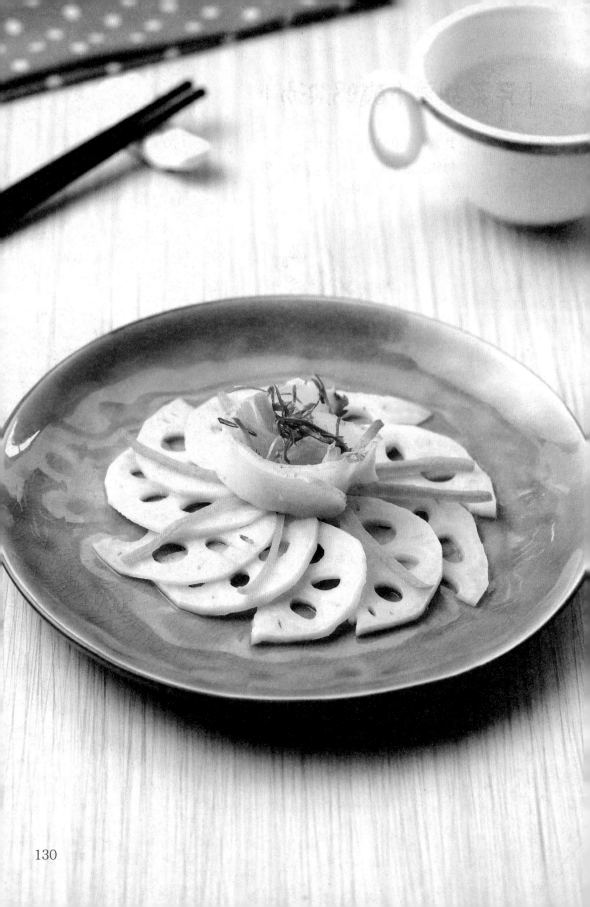

「玉竹炒藕片」

分量： 1~2人份

烹饪方法： 炒

厨具： 炒锅

功效： 开胃消食，促进食欲

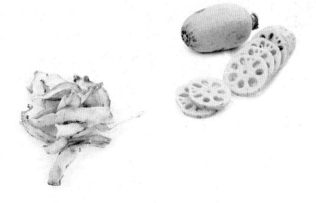

材料：

莲藕270克，胡萝卜80克，玉竹10克，姜丝、葱丝各少许，盐、鸡粉各2克，水淀粉、食用油各适量

做法：

✛ 洗净的玉竹切成细丝；洗好去皮的胡萝卜切成细丝；洗净去皮的莲藕切片，焯水。

✛ 用油起锅，倒入姜丝、葱丝爆香，放入玉竹、胡萝卜炒透，放入藕片炒匀至食材断生。

✛ 加入盐、鸡粉，倒入水淀粉炒匀调味即可。

养生分析：

莲藕具有健脾开胃、益血生肌等功效，玉竹生津止渴，两者搭配，口感清爽，可以开胃消食，非常适合炎热的夏季。

食悟笔记：

藕片以炒至八成熟为宜，这样能保持藕的清香味。

131

「木瓜甜橙汤」

功效::养颜美容，生津止渴

厨具::砂锅

烹饪方法::煮

分量::1～2人份

材料:

木瓜80克，橙子50克，白糖适量

做法:

✤ 将食材洗干净。木瓜去皮切成丁；橙子去皮切小块。
✤ 砂锅中注水烧开，倒入切好的木瓜、橙子，搅拌片刻，盖上锅盖，烧开后转小火煮20分钟至食材熟软。
✤ 揭开锅盖，倒入备好的白糖，搅拌片刻，使食材入味。
✤ 将煮好的甜汤盛入碗中，放凉即可饮用。

养生分析:

　　木瓜鲜美兼具食疗作用，尤其对女性更有美容功效，有很强的抗氧化能力，能够消除有毒物质，增强人体免疫力。橙子能生津止渴、助消化、和胃。此汤开胃消热，适合夏季食用。

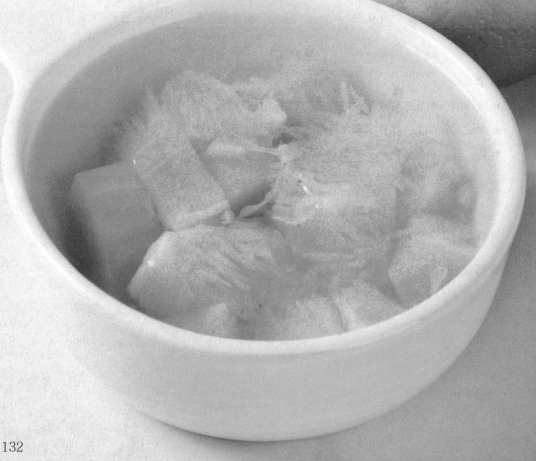

「黄瓜炒肉片」

厨具：炒锅

烹饪方法：炒

分量：1~2人份

功效： 补肾养血，滋阴润燥

材料： 猪里脊100克，黄瓜150克，盐3克，料酒5毫升，生粉5克，食用油适量

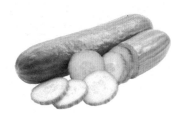

做法：

✦ 洗净的黄瓜切片；洗净的猪里脊切成薄片，放入1克盐、生粉拌匀，腌渍片刻。

✦ 锅中注油烧热，倒入肉片，翻炒至变色，淋入料酒炒片刻。

✦ 倒入黄瓜片，放入2克盐炒匀，装入盘中即可。

养生分析：

猪里脊可补肾养血、滋阴润燥，黄瓜可以除湿、利尿、促消化，本道菜清香美味，很适合夏天食用。

食悟笔记：

锅中加入黄瓜片后要快速翻炒，这样可以保持黄瓜片的脆香。

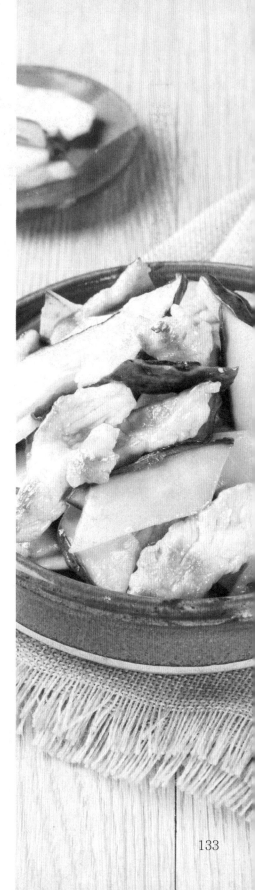

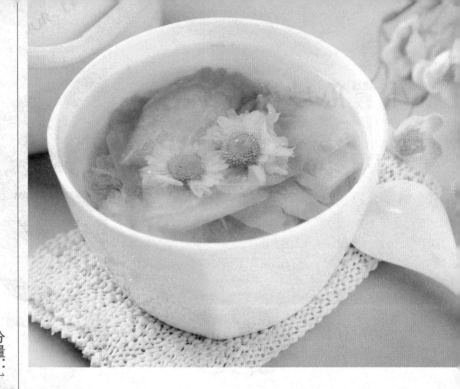

苦瓜菊花汤

分量：1~2人份

烹饪方法：煮

厨具：砂锅

功效：清热祛火，排除毒素

材料：

苦瓜500克，菊花2克

做法：

✤ 将洗净的苦瓜对半切开，刮去瓢籽，斜刀切块。

✤ 砂锅中注入适量的清水大火烧开。

✤ 倒入苦瓜，搅拌片刻。

✤ 倒入菊花。

✤ 搅拌片刻，煮开后略煮一会儿至食材熟透，关火，将煮好的汤盛出即可。

养生分析：

夏天多吃苦瓜，能够起到增强食欲、促进消化和清凉败火的作用，还能除去心中烦热，排除体内毒素。

食悟笔记：

苦瓜的瓜瓢一定要刮干净，不然味道会太苦。

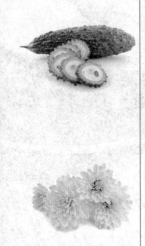

「冬瓜清补汤」

厨具：砂锅

烹饪方法：煲

分量：2人份

功效：养阴清热，生津止渴

材料：冬瓜300克，北芪、桂圆、党参、薏仁、山药、芡实、枸杞、茯苓各10克，沙参、玉竹、百合各15克，红莲、银耳各20克，排骨300克，生姜数片，盐少许

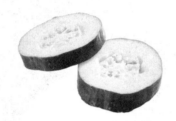

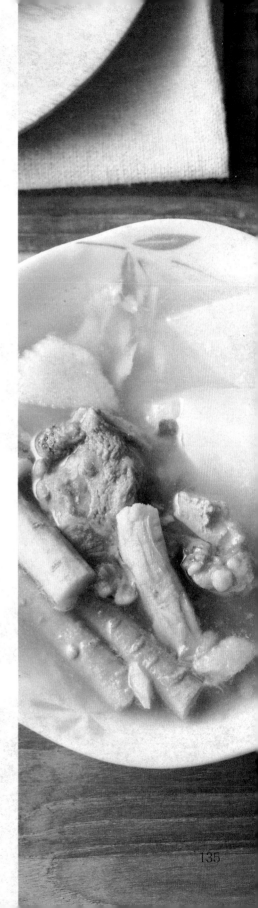

做法：

✦ 将冬瓜皮刷洗干净，去籽，连皮切大块备用。

✦ 将排骨氽烫去杂质、血水后洗净，备用。

✦ 银耳用清水泡1个小时，中间换水2～3次，沥干备用。

✦ 枸杞、桂圆略洗清除杂质后，沥干备用。

✦ 其他原料用清水洗净并浸泡10分钟，重复2～3次洗净备用。

✦ 砂锅中放入3500毫升水与所有原料，大火烧滚后转小火煲3小时，关火放盐调味即可。

养生分析：

茯苓利尿镇定，有改善记忆力的功效。沙参养阴清热、润肺止咳。冬瓜清热生津、消暑开胃、补水利水，是夏天最适合吃的蔬菜，孕妇也能食用。

食悟笔记：

挑选山药时不要选颜色太白的，玉竹选颜色微黄、略湿润的最佳。

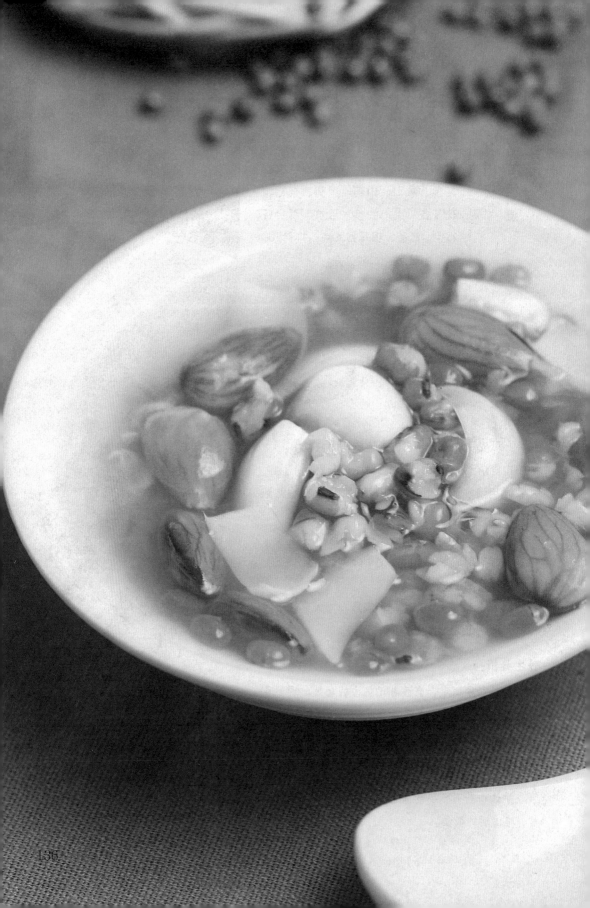

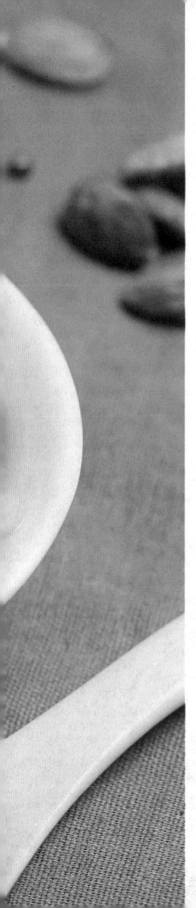

「绿豆百合汤」

分量： 1~2人份

烹饪方法： 煮

厨具： 砂锅

功效： 消暑解渴，养心安神

材料： 水发绿豆140克，鲜百合45克，杏仁少许

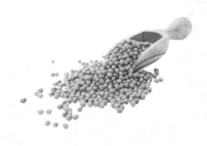

做法：

✤ 砂锅中注入适量清水烧开，倒入洗好的绿豆、杏仁。

✤ 盖上锅盖，烧开后用小火煮约30分钟。

✤ 揭开锅盖，倒入洗净的百合，拌匀。

✤ 再盖上锅盖，用小火煮约15分钟至食材熟透，揭开锅盖，搅拌均匀。

✤ 关火后盛出煮好的汤，装入碗中即可。

养生分析：

　　绿豆有消暑解毒的作用，是夏季消暑食用的良品，特别适宜湿热天气或中暑时，有烦躁闷乱、咽干口渴症状等症状的人群食用。百合具有养心安神、润肺止咳的功效，对病后虚弱的人非常有益。这道汤清热消暑，很适合夏季食用。

薄荷芒果炼奶椰子油汁

功效：提神醒脑，清爽冰凉

厨具：榨汁机

烹饪方法：榨

分量：1~2人份

材料：

芒果300克，薄荷叶10片，炼奶40克，椰子油3毫升

做法：

✛ 洗净的芒果切开，去核，切十字花刀，取下果肉，装碗，待用。

✛ 榨汁杯中放入切好的芒果肉，加入洗净的薄荷叶。

✛ 倒入炼奶，加入椰子油，注入100毫升凉开水。

✛ 榨汁杯盖上锅盖，榨约30秒成果汁。

✛ 将榨好的果汁装杯即可。

养生分析：

　　薄荷含有挥发油等有效成分，具有提神醒脑、缓解胸闷、消炎杀菌、健胃祛风等作用。将薄荷和水果打成果汁，不仅口味佳，喝进嘴里喉咙还能感受到微微的清凉感，非常清爽宜人，是夏季饮品的不二之选。

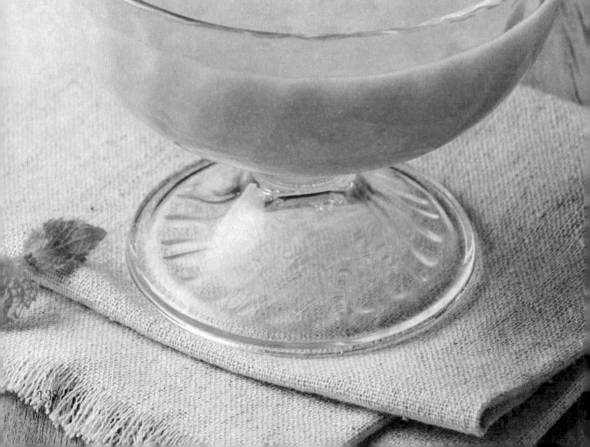

「桔梗拌黄瓜」

厨具：碗

烹饪方法：腌渍

分量：1~2人份

功效：清热解毒，开胃消食

材料：桔梗100克，黄瓜80克，蒜末8克，熟白芝麻10克，盐2克，白醋2毫升，白糖5克，辣酱5克

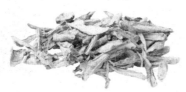

做法：

✦ 将桔梗放入温水中，浸泡至变软。

✦ 黄瓜洗净，切成小圆片，备用。

✦ 将泡软的桔梗捞出，沥干水分，撕成细丝。

✦ 取碗，放入桔梗丝、辣酱、白醋、白糖、盐，搅拌均匀。

✦ 黄瓜片放入另一个碗中，加入盐、蒜末、白芝麻，腌渍片刻。

✦ 将腌渍好的黄瓜片放入桔梗丝中，搅拌均匀，装盘即可。

养生分析：

桔梗能宣肺祛痰、降血糖，黄瓜能清热解毒，白芝麻可以补血明目、益肝养发，这道菜口味微辣，很开胃消食，适合夏季食用。

食悟笔记：

生的桔梗有一股苦味，用清水浸泡后用盐揉搓一下，可以减轻苦味。

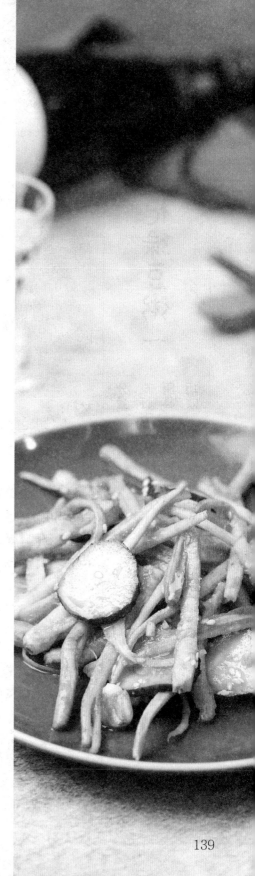

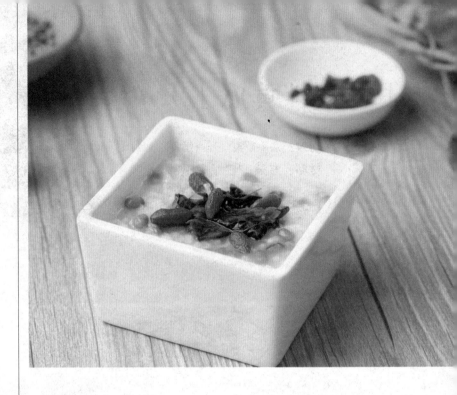

苋菜枸杞绿豆粥

分量： 2人份

烹饪方法： 煮

厨具： 砂锅

功效： 清利湿热，养肝润肺

材料：

水发大米70克，枸杞20克，水发绿豆85克，苋菜60克

做法：

✤ 把洗净的苋菜切碎，备用。

✤ 砂锅中注入适量清水烧开，倒入洗净的枸杞、大米、绿豆。

✤ 盖上锅盖，煮开后转小火煮30分钟至食材熟透。

✤ 揭开锅盖，倒入切好的苋菜，搅拌均匀。

✤ 再盖上锅盖，用小火续煮2分钟。

✤ 揭开锅盖，将粥盛入碗中即可。

养生分析：

苋菜能清利湿热、清肝解毒，枸杞可以养肝润肺，搭配具有清热解毒、润肠通便作用的绿豆，非常适合炎热的天气食用。

食悟笔记：

绿豆可用冷水浸泡一晚再煮，口感会更好。

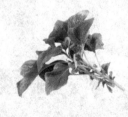

「果味冬瓜」

厨具：炒锅

烹饪方法：煮

分量：一~二人份

功效： 清热生津，美容养颜

材料： 冬瓜600克，橙汁50毫升，蜂蜜15克

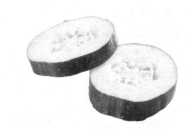

做法：

✛ 将去皮洗净的冬瓜去除瓜瓤，掏取果肉，制成冬瓜丸子，装入盘中待用。

✛ 锅中注水烧开，倒入冬瓜丸子搅拌匀，用中火煮约2分钟，捞出。

✛ 用干毛巾吸干冬瓜丸子表面的水分，放入碗中。

✛ 倒入橙汁，淋入蜂蜜，快速搅拌匀，静置约2小时，至其入味。

✛ 取一个碗，盛入制作好的菜肴，摆好盘即成。

养生分析：

　　冬瓜具有美容补水、护肤润色等功效，橙汁可以补充维生素C，蜂蜜能美容养颜、润脏腑、调脾胃。这道菜是滋补养颜的佳品，清热生津。

食悟笔记：

　　冬瓜丸子不能太大，否则不易入味。

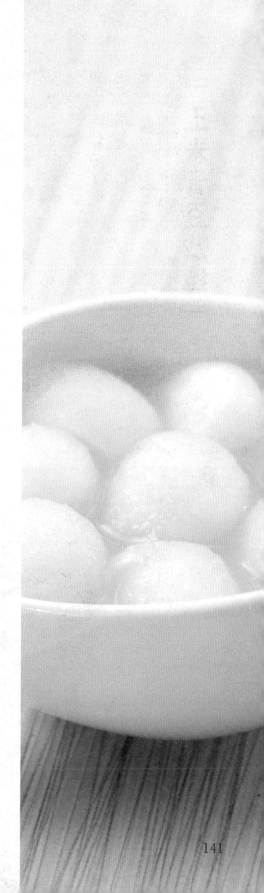

「玉米青豆沙拉」

功效：开胃健脾，美容养颜

厨具：锅、碗

烹饪方法：蒸、煮、拌

分量：1~2人份

材料：

玉米50克，西红柿50克，青豆50克，橄榄油、盐、白糖、醋各适量

做法：

✦ 玉米棒洗净，蒸熟，放凉。青豆洗净，煮熟，捞出待用。西红柿洗净，切半，装入盛有青豆的碗中。

✦ 取一小碟，加入橄榄油、盐、醋和白糖，拌匀，调成料汁。将蒸熟的玉米棒取出，去芯，切小块，放入碗中。将拌好的料汁淋在食材上即可。

养生分析：

玉米含有蛋白质、膳食纤维、铁、钙等营养成分，具有开胃、健脾、明目、除湿等功效。青豆可以改善脂肪代谢，降低甘油三酯和胆固醇的含量，有助于降血压、降血糖。西红柿可以美容养颜、祛斑。

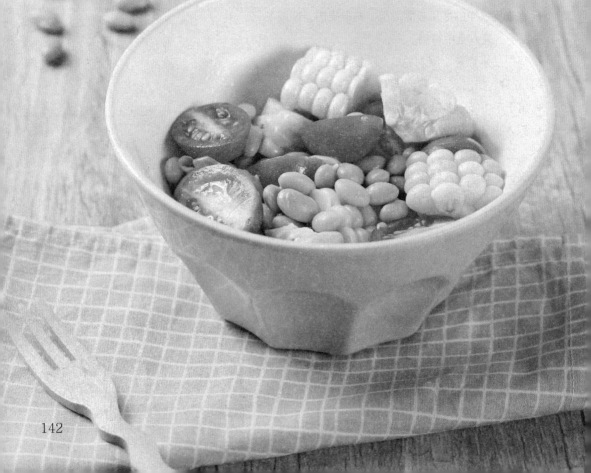

「燕麦苦瓜酿」

厨具：电蒸锅

烹饪方法：蒸

分量：1~2人份

功效： 清心明目，益脾养心

材料： 燕麦片、猪肉馅各30克，苦瓜160克，香菇20克，水发虾米、水发干贝各15克，盐、豆瓣酱各适量

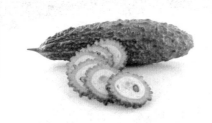

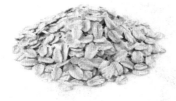

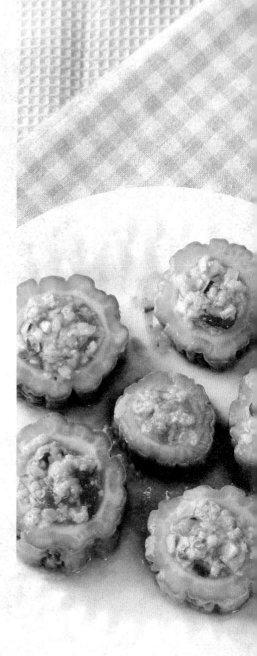

做法：

✤ 洗净的苦瓜切等长段，去籽，制成苦瓜盅；洗净的香菇切成末；水发干贝、水发虾米切碎。

✤ 肉馅、香菇末、燕麦片、干贝、虾米、盐、豆瓣酱、清水拌成馅料，填入苦瓜盅里。

✤ 电蒸锅烧开，放入苦瓜盅，蒸8分钟即可。

养生分析：

燕麦有较高的营养价值，能益脾养心、敛汗，保湿润肤，美白祛斑，苦瓜能清心明目、益气壮阳，再搭配上海鲜、猪肉，营养丰富，清香美味。

食悟笔记：

蒸苦瓜时间不宜过长，不然颜色会发黄。

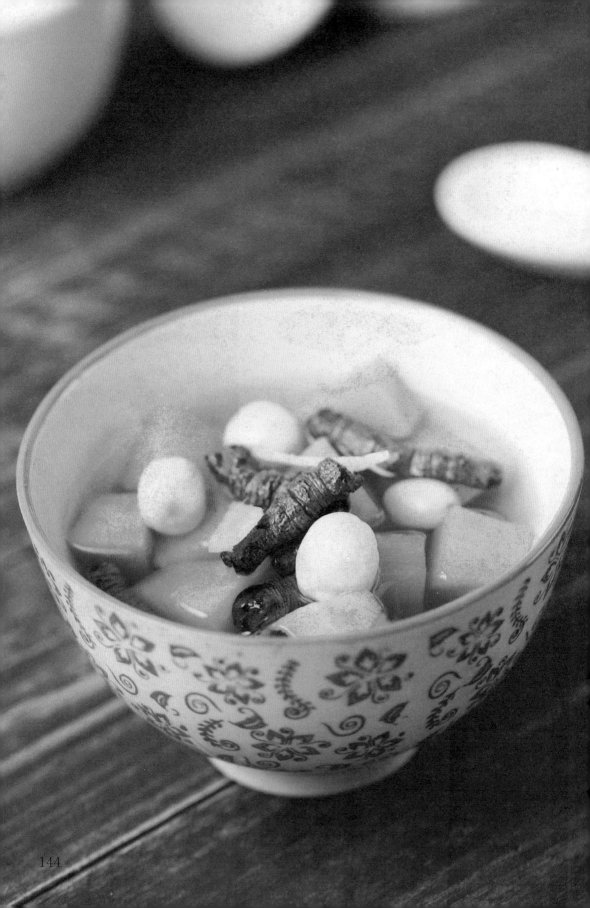

润燥南瓜汤

分量： 1~2人份

烹饪方法： 煮

厨具： 炒锅

功效： 补充矿质元素，预防骨质疏松

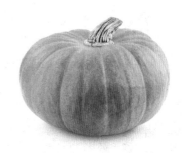

材料：

南瓜1个，莲子50克，巴戟天25克，老姜适量，冰糖、盐各适量

做法：

✦ 将南瓜洗净去皮，切成小块；姜洗净切成片。

✦ 将莲子洗净后用清水泡软，巴戟天洗净，待用。

✦ 砂锅中添水煮开，倒入南瓜块、莲子、巴戟天、姜片，小火煮约2个小时。

✦ 加入冰糖，大火煮10分钟，再加入盐调味。

✦ 关火，盛出煮好的汤料，装入碗中即可。

营养功效：

南瓜含有丰富的锌，能参与人体内核酸、蛋白质的合成，是肾上腺皮质激素固有成分，也是人体生长发育的重要物质。南瓜还可以预防骨质疏松和高血压，营养丰富，在炎热的夏季食用，还具有润燥的功效。

食悟笔记：

可以将南瓜切薄一点，可以缩短煮的时间。

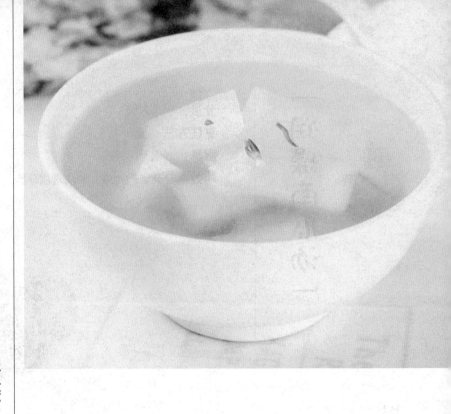

「莲子心冬瓜汤」

分量：一~2人份

烹饪方法：煮

厨具：砂锅

功效：清热解毒，养心安神

材料：

冬瓜300克，莲子心6克，盐2克，食用油少许

做法：

✦ 冬瓜洗净去皮，切小块备用。

✦ 砂锅注水烧开，倒入冬瓜，放入莲子心。

✦ 盖上锅盖烧开后，转小火煮20分钟，至食材熟透。

✦ 揭开锅盖，放入适量盐，拌匀调味。

✦ 加入少许食用油，拌匀。

✦ 将煮好的汤料盛出，装入碗中即可。

养生分析：

　　夏季是荷花盛开的季节，也是吃莲子的季节，莲子有很好的清热解毒的功效，与清香冬瓜是绝配噢！

食悟笔记：

　　冬瓜块不要切得太大，否则不易入味。

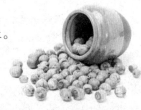

「柠檬酸奶果饮」

厨具：榨汁机

烹饪方法：榨

分量：1~2人份

功效：生津止渴，润肠通便

材料：柠檬冰块5块，香蕉50克，
牛奶30毫升，酸奶50克

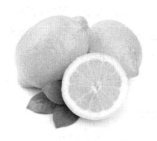

做法：

✤ 备好榨汁机，倒入备好的冰冻香蕉。

✤ 再倒入柠檬冰块。

✤ 加入备好的酸奶。

✤ 打开榨汁机开关，将食材打碎，搅拌均匀，装杯
即可。

养生分析：

　　柠檬富含维生素C、柠檬酸、苹果酸、钠元素
等，能够化痰止咳、生津健胃。酸奶性平，味酸
甘，能够生津止渴、补虚开胃、润肠通便、降血
脂、抗癌。此款果饮清热去火，很适合夏季食用。

食悟笔记：

　　可以根据自己的口味，加入适量的蜂蜜。

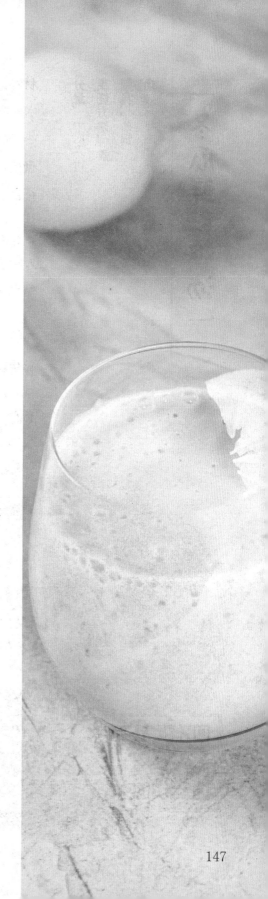

冬瓜鲜菇鸡汤

功效：补充营养，增强免疫力

厨具：砂锅

烹饪方法：煮

分量：1~2人份

材料：

水发香菇30克，冬瓜块80克，鸡肉块50克，瘦肉块40克，高汤适量，盐2克

做法：

✤ 锅中注水烧开，倒入洗净的鸡肉和瘦肉，汆去血水，捞出沥干水分，过一次凉水，备用。

✤ 砂锅中注入适量高汤烧开，倒入汆过水的食材，再放入备好的冬瓜、香菇，稍微搅拌片刻。

✤ 用大火煮 15 分钟后转中火煮 2 小时至食材熟软，加入少许盐调味，搅拌均匀。

✤ 盛出煮好的汤料，装入碗中，待稍微放凉即可食用。

养生功效：

香菇能延缓衰老、降血压、降血脂。冬瓜可以消炎、利尿、消肿。搭配鸡肉和高汤，营养滋补，美味十足。

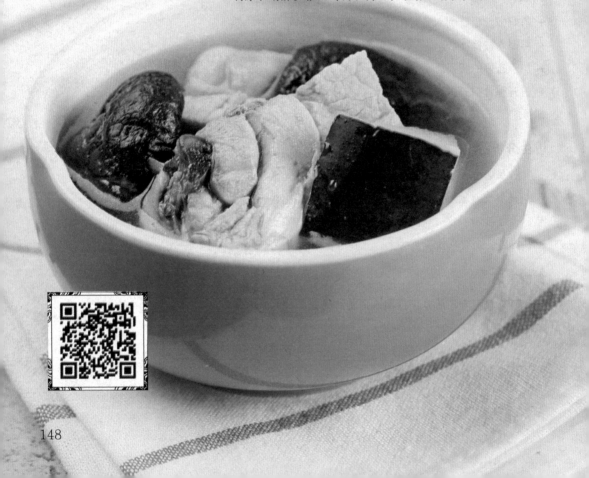

「鱼香苦瓜丝」

厨具：炒锅

烹饪方法：炒

分量：一～二人份

功效： 清热开胃，增加食欲

材料： 苦瓜300克，干红辣椒25克，豆瓣酱、葱、姜、蒜各适量，盐、白糖、味精、酱油、醋、芝麻油、花生油各适量

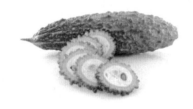

做法：

✤ 干红辣椒、姜切丝；葱切段；蒜切末；苦瓜洗净，去瓜瓤切丝。

✤ 锅中注水烧开，放入苦瓜丝焯烫，捞出，过凉沥干，摆好盘。

✤ 锅中注花生油烧熟，炒香葱段、姜丝、干红辣椒丝，下豆瓣酱炒出红油。

✤ 加入酱油、白糖、盐、醋、鸡粉、蒜末炒匀，炒好的调料浇在苦瓜丝上，淋上芝麻油即成。

养生分析：

　　苦瓜具有增强免疫力、清心明目、降血糖等功效，搭配葱、姜、蒜、豆瓣酱等炒好的调料，鲜香美味，开胃十足，很适合作下饭菜。

食悟笔记：

　　将苦瓜的白膜刮掉，能减轻苦味。

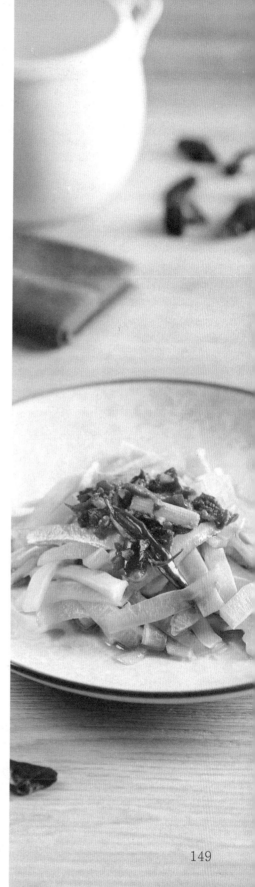